ÉTUDE

SUR

LA GOUTTE

ET

SUR SES DIFFÉRENTS MODES

DE

TRAITEMENT

PAR LE

Dᵣ L. SOULIGOUX

MÉDECIN CONSULTANT A VICHY, CHEVALIER DE LA LÉGION D'HONNEUR,
LAURÉAT DE L'ACADÉMIE DE MÉDECINE,
MEMBRE DE LA SOCIÉTÉ D'HYDROLOGIE, DE LA SOCIÉTÉ DE MÉDECINE
ET DE CHIRURGIE DE BORDEAUX, ETC.

PARIS

ADRIEN DELAHAYE & Cⁱᵉ, LIBRAIRES-ÉDITEURS

PLACE DE L'ÉCOLE-DE-MÉDECINE

1882

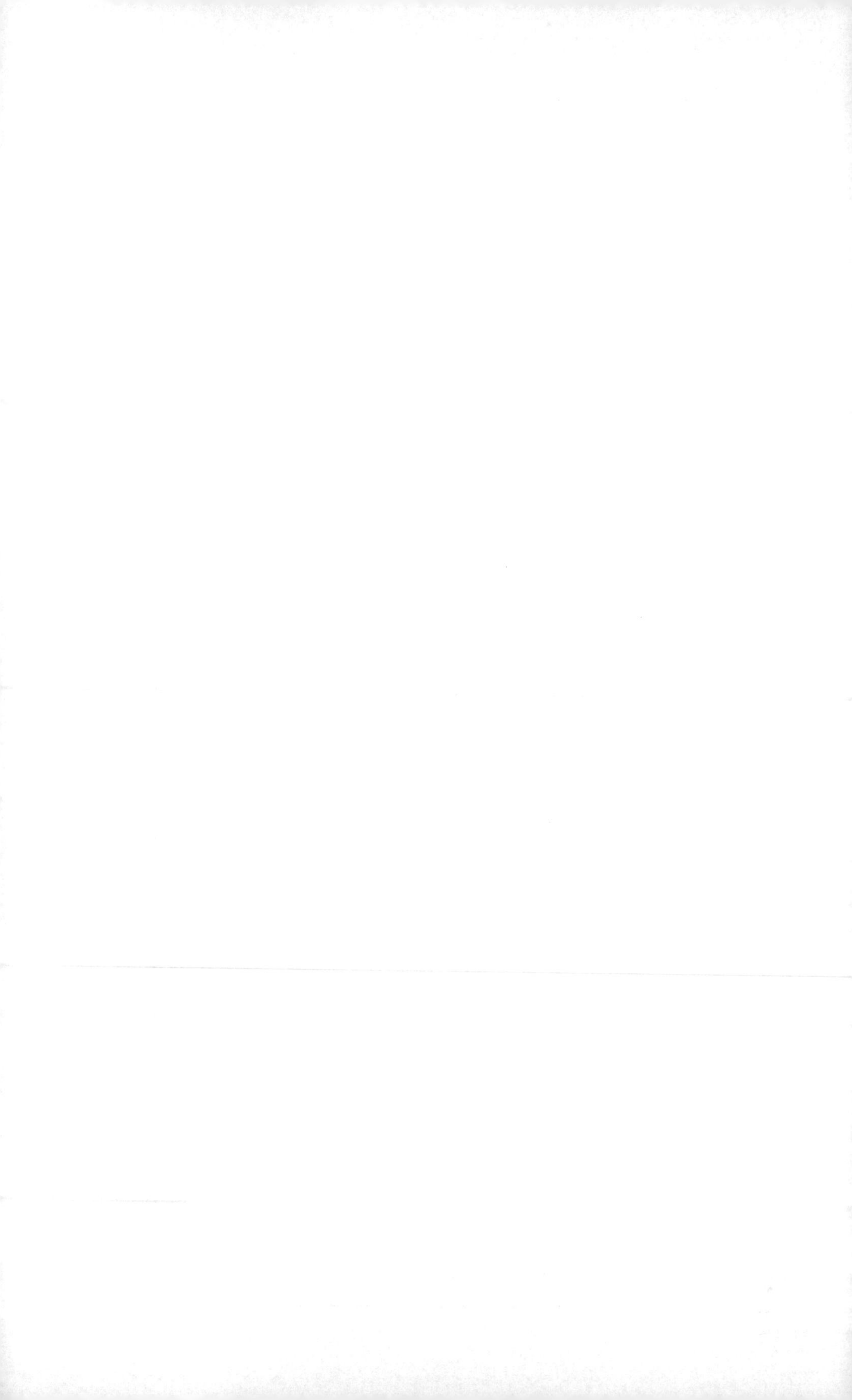

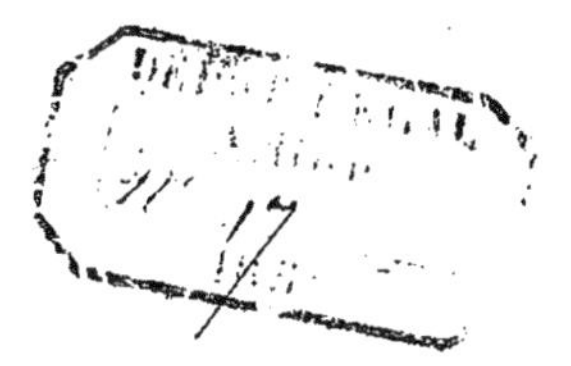

ÉTUDE

SUR

LA GOUTTE

ET

SUR SES DIFFÉRENTS MODES

DE

TRAITEMENT

OUVRAGES DU MÊME AUTEUR

Du Ramollissement des Os et des moyens d'y remédier. Paris, Adrien
Delahaye, 1866; 1 vol. in-12.

Du Diagnostic médical et chirurgical par les moyens physiques. Paris,
1868; 1 vol. in-8° avec 30 gravures intercalées dans le texte
(épuisé).

De la Durée du Traitement thermal à Vichy. Vichy, 1870; brochure
in-8°.

Du Diagnostic des Maladies traitées par les Eaux thermales de Vichy.
Paris, Delahaye, 1872; 1 vol. in-8°, 320 pages. 2e édition.

*Etude sur les Alcalins, de leur action physiologique sur les phénomènes
de nutrition et de leur application thérapeutique*. Paris, Delahaye,
1878; 1 vol. in-8°, 400 pages.

ÉTUDE

SUR

LA GOUTTE

ET

SUR SES DIFFÉRENTS MODES

DE

TRAITEMENT

PAR LE

Dr L. SOULIGOUX

MÉDECIN CONSULTANT A VICHY, CHEVALIER DE LA LÉGION D'HONNEUR,
LAURÉAT DE L'ACADÉMIE DE MÉDECINE,
MEMBRE DE LA SOCIÉTÉ D'HYDROLOGIE, DE LA SOCIÉTÉ DE MÉDECINE
ET DE CHIRURGIE DE BORDEAUX, ETC.

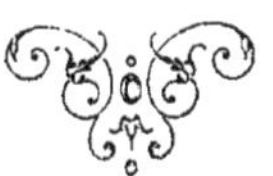

PARIS

ADRIEN DELAHAYE & Cie, LIBRAIRES-ÉDITEURS
PLACE DE L'ÉCOLE-DE-MÉDECINE

1882

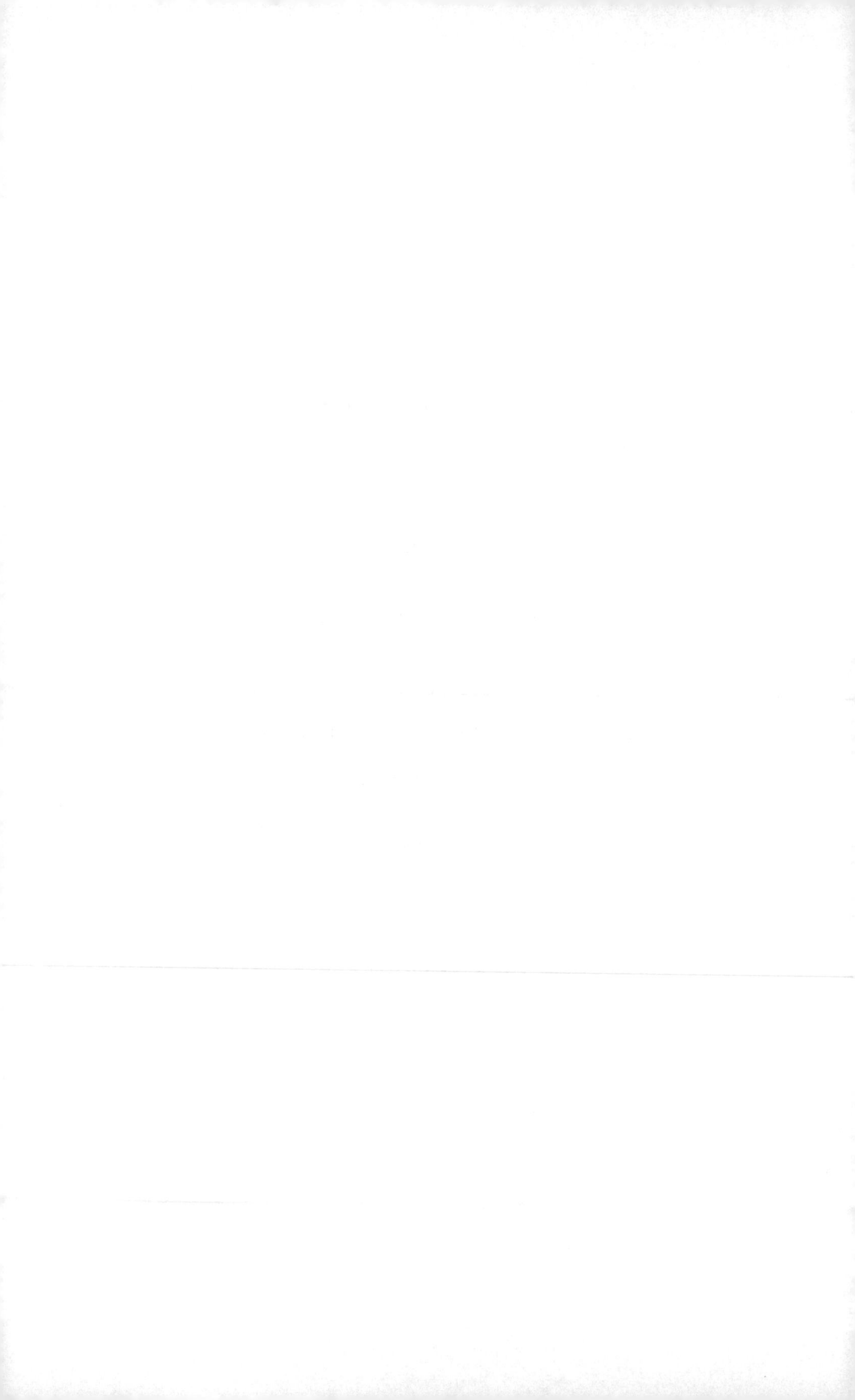

PRÉFACE

Après les descriptions que nous ont laissées de la goutte les Sydenham, les Van Swieten, les Scudamore, les Trousseau, après les recherches des Garrod, de M. Charcot et de M. Cornil, sur les altérations humorales et les lésions propres à cette maladie, il pourra paraître téméraire à plus d'un de nos lecteurs de nous voir entreprendre une étude d'ensemble sur une affection si connue, et sur laquelle il semble qu'il n'y ait plus rien de nouveau à dire. Et pourtant, les raisons ne manquent pas pour justifier notre tentative.

Sans doute, les hommes qui ont porté le talent de l'observation clinique à sa plus haute perfection ont donné des manifestations de la goutte régulière des descriptions frappantes d'exactitude, où rien n'est à retoucher. Les accès de la goutte franche et leurs complications immédiates, les localisations, les caractères, la nature même des lésions de la goutte, et leur diagnostic d'avec les lésions des diverses formes du rhumatisme, tout cela ne saurait plus faire l'objet que de redites. Mais encore ces notions méritent-elles d'être répandues dans les publications qui s'adressent aux praticiens. La goutte est en effet une maladie que dans certains milieux on s'expose à oublier faute d'occasions de l'observer. Elle est, dans une certaine mesure, l'apanage des gens riches adonnés à la bonne chère et au désœuvrement, et voilà comment pendant des années elle échappera, dans les salles de l'hôpital, à l'observation de l'étudiant le plus assidu, comme elle peut échapper à l'observation du praticien perdu au milieu des populations sobres et laborieuses de nos campagnes.

Mais à côté des manifestations de la goutte régulière, nous avons ce qu'on a appelé les formes insidieuses de la goutte anormale, au sujet desquelles Trousseau prétendait que nous ne sommes pas plus avancés de nos jours qu'au temps de Sydenham, même eu égard à la simple obser-

vation des phénomènes morbides. Ces formes anormales occupent, dans la plupart des traités classiques, une place très effacée ; ou bien les auteurs ont faussé la nature des relations que les accidents, tels que la migraine, l'asthme, l'angine de poitrine, certaines névroses, entretiennent avec la goutte.

Nous avons aussi les métastases, dont on a fait un abus prodigieux en décrivant comme des répercussions des manifestations articulaires de la goutte, des accidents symptômatiques de lésions organiques préexistantes, méconnues au plus grand préjudice des malades.

Puis, que de questions intéressantes à soulever touchant l'étiologie et la pathogénie de la goutte envisagée sous toutes ses formes. Sous l'influence des théories chimiques en vogue, beaucoup de médecins se sont habitués à identifier la goutte avec la diathèse urique. Cette identification est inexacte. Mais en admettant qu'elle eut sa raison d'être, on n'en aurait pas moins attaché une importance exagérée à la présence de l'acide urique dans le sang du goutteux, pour négliger d'autant les lésions cardiaques, vasculaires, rénales, hépatiques, bien autrement redoutables dans leurs conséquences. Quelles sont d'autre part les relations de l'altération humorale dont il faut évidemment tenir compte en première ligne, avec le développement de ces lésions organiques ? Quel est le trouble initial de la nutrition, qui engendre l'uricémie ? Dans quelle mesure l'hygiène individuelle et une alimentation défectueuse interviennent-elles pour produire cette altération du sang ? De quelle manière une intoxication telle que le saturnisme professionnel parvient-elle à provoquer la même altération du sang, les mêmes lésions organiques, les mêmes accidents morbides, chez des individus qui vivent dans des conditions hygiéniques absolument différentes de celles qu'on invoque dans l'étiologie de la goutte vulgaire ? Voilà des questions qui n'ont pas qu'un intérêt de curiosité scientifique, mais un intérêt pratique sur lequel nous aurons l'occasion d'insister. Nous n'avons pas d'ailleurs la prétention de les résoudre à l'aide de nos seules lumières, mais nous croyons faire œuvre utile en vulgarisant, sous une forme claire et concise, ce que nous en savons par les monographies et les publications éparses consacrées à l'étude de ces questions par des hommes d'une compétence spéciale.

Enfin, il est un point dans l'histoire de la goutte qui reste entier et sur lequel le moment est venu d'appeler à nouveau la lumière ; c'est la question du traitement. Les divergences d'opinion qu'a soulevées ce problème attestent sa complexité. On a discuté et on discute encore pour savoir s'il est permis de traiter les manifestations articulaires de la goutte franche. L'accès de goutte nous est représenté comme quelque chose de sacré ; y toucher, c'est s'exposer à faire surgir des métastases au prix d'un péril imminent pour la vie du malade. Dans la pratique, les choses se présentent tout autres. Il est difficile et souvent impossible, en face des douleurs atroces et répétées qu'endure le malade, de se retrancher jusqu'au bout derrière l'inaction. Lorsqu'on se résigne à intervenir, notre choix se heurte à des remèdes nombreux, quelques-uns secrets. Or, il ne faut pas seulement bien savoir dans quelles limites et dans quelles conditions il est permis de combattre les manifestations de la goutte aiguë, il faut aussi connaître les accidents auxquels disposent certains remèdes, aussi dangereux qu'efficaces, et dont l'emploi est par ce fait absolument condamnable. Il reste ensuite à s'entendre sur la conduite à tenir dans l'intervalle des accès pour en prévenir le retour. Ici encore, les moyens préconisés par les uns, pour des raisons empruntées à la théorie ou tirées de l'empirisme, sont rejetés par d'autres comme superflus ou dangereux. C'est ce qui est arrivé pour la médication alcaline qu'on a accusée, de parti pris, de faire dévier la goutte de sa marche régulière et d'engendrer la cachexie. Nous dirons ce qu'il reste de ces accusations exagérées. Mais nous avons hâte d'ajouter que cette partie de notre travail sera moins une réhabilitation de la médication alcaline appliquée au traitement de la diathèse goutteuse, qu'une étude de thérapeutique clinique, basée sur les indications et les contre-indications déduites de nos connaissances sur la pathogénie des manifestations et des complications de la goutte.

Dr L. SOULIGOUX.

ÉTUDE SUR LA GOUTTE

ET SUR SES

DIFFÉRENTS MODES DE TRAITEMENT

Nous n'essayerons pas de donner ici une définition de la goutte, qui sera bien autrement à sa place lorsque nous étudierons la pathogénie de cette maladie et de ses complications. C'est également dans ce chapitre, consacré aux théories de la goutte, que nous nous proposons de traiter la question historique qui remonte jusqu'aux écrits d'Hippocrate, de Sénèque et de Lucien.

Pour plus de clarté, nous allons commencer cette étude par une description précise des diverses modalités et des diverses manifestations de la goutte envisagée dans son acception la plus large. Nous les rangerons sous quatre chefs distincts :

La *goutte aiguë,* franche, régulière, caractérisée par des accès éphémères qui ne laissent point de traces appréciables.

La *goutte chronique,* à marche plus ou moins irrégulière, et qui tôt ou tard élit en quelque sorte domicile dans l'organisme du sujet qui en est atteint.

Les *accidents* dits *métastatiques,* qui surviennent dans le cours des attaques de l'une et de l'autre forme de goutte, qui dérivent souvent des complications viscérales de cette maladie et qui engendrent les formes anormales.

Les affections et les accidents qu'on a décrits comme des *manifestations larvées* de la diathèse goutteuse.

I. GOUTTE AIGUË

La goutte aiguë est constituée par des *attaques* d'une durée relativement courte, dix, quinze jours au plus, dans l'intervalle desquelles le goutteux vit d'ordinaire comme un homme bien portant.

Chaque attaque se décompose à son tour en une série d'*accès* dont nous avons à faire connaître les caractères cliniques et le mode d'enchaînement.

Signes prémonitoires. — Dans la plupart des cas, une première attaque de goutte franche vient surprendre le sujet au milieu d'un état de santé des plus florissants, non pas que les signes prémonitoires fassent défaut ; mais ces signes avant-coureurs ne frappent l'attention du goutteux que lorsque la triste expérience d'une ou de plusieurs attaques antérieures lui en a fait connaître la véritable signification.

C'est, du côté du système nerveux, un nervosisme qui contraste d'habitude avec le tempérament sanguin du sujet. Le goutteux qui couve son attaque devient rageur, il se met à grincer des dents ; la moindre contrariété le jette dans une colère démesurée. Cette irascibilité s'accompagne souvent d'une inquiétude morale, d'une morosité sans motifs, qui frappe l'entourage. Il arrive pourtant qu'immédiatement avant une attaque le goutteux se sente plus dispos, plus gai que d'habitude. On a signalé comme signe prodromique de l'attaque de goutte, une exaltation des qualités brillantes. Mais c'est là un fait exceptionnel, tandis qu'il n'est pas rare de voir le goutteux accuser de la pesanteur de tête, de l'inaptitude au travail intellectuel, quelque temps avant l'explosion d'une nouvelle crise. Comme autres phénomènes nerveux du même ordre que le grincement de dents, nous avons les soubresauts tendineux, les tremblements fibrillaires, les crampes, les secousses cloniques qui agitent le membre sur lequel vont se porter les manifestations extérieures de l'attaque de goutte.

Du côté du tube digestif, les signes précurseurs simulent l'ensemble des troubles qui constituent la dyspepsie flatulente; c'est de l'ano-rexie, de la pesanteur à l'épigastre, des renvois acides, la distension gazeuse de l'estomac et de l'intestin, des borborygmes. En général, les goutteux recherchent à ce moment les mets de haut goût, fortement épicés. Il en est qui sont pris d'un appétit excessif, dont les fonctions digestives présentent une activité plus grande que jamais, ce qui les entraîne à des écarts de régime qui hâtent, s'ils ne la provoquent, la crise prochaine.

Nous rechercherons plus tard jusqu'à quel point les altérations humorales qu'on a incriminées dans le développement de la goutte peuvent nous rendre compte de ces troubles dyspeptiques.

Au moment d'une attaque il peut arriver encore que les urines prennent une teinte tirant sur le rouge et laissent déposer un sable fin rappelant par sa couleur la brique pilée. En ce cas, la miction s'accompagne d'une sensation de cuisson plus ou moins vive; quel-quefois même le passage de cette urine chargée de principes irritants détermine un écoulement blennorrhéique dont il importe de connaî-tre la signification et la provenance, pour écarter les soupçons mal fondés que peut encourir le goutteux. Un de mes confrères, qui ha-bite Paris, me racontait récemment l'histoire d'un épicier plein de vigueur et de santé, aimant la bonne chair, vertueux néan-moins. Cet homme fut pris un beau jour d'un écoulement blennor-rhagique assez douloureux, qui lui attira des reproches aussi violents qu'injustes de la part de sa jeune épouse indignée. Le confrère qui fut appelé auprès de l'intéressant malade ne put obtenir le moindre aveu capable d'expliquer la provenance suspecte de l'écoulement. Le lendemain la goutte faisait sa première apparition.

Il faut dire que ces troubles du côté des voies urinaires, qui reflè-tent l'altération du sang, s'observent bien plus fréquemment à la fin des accès, comme nous le verrons plus loin.

Ces phénomènes précurseurs peuvent se montrer deux ou trois jours ou seulement quelques heures avant le premier accès; d'autres fois ils font entièrement défaut ou passent inaperçus. Suivant Graves, ce dernier cas est de règle dans la goutte héréditaire, où les signes prémonitoires, nuls au début, gagnent en intensité avec chaque nouvelle attaque. Dans la goutte acquise, c'est le contraire qui aurait lieu.

Description de l'accès. — Les accès de goutte régulière éclatent presque toujours la nuit, entre minuit et trois heures du matin, c'est-à-dire après un séjour au lit de deux ou trois heures. Le patient s'est couché comme d'habitude, il dort d'un sommeil profond, lorsque tout-à-coup il est réveillé par une douleur violente localisée dans une jointure. Prenons le cas le plus habituel, celui où la goutte se porte sur les articulations métatarso-phalangiennes de l'un des gros orteils.

La souffrance, supportable d'abord, va en s'exagérant et arrache bientôt des cris de douleur au sujet le plus courageux. « Ceux qui l'ont enduré la comparent à la sensation d'un clou qu'on enfoncerait dans leurs jointures, au déchirement des chairs par de puissantes tenailles, à la morsure d'un chien dont les dents leur broieraient les os, à une vigoureuse pression exercée à l'aide d'un étau, à la torture que devait déterminer le supplice du brodequin, lorsque le tourmenteur serrait les jambes du malheureux patient entre les planches de chêne et le coin que son maillet enfonçait dans l'espace qui le séparait. En un mot, le goutteux emploie les images les plus terribles pour exprimer les infernales douleurs qu'il endure. » (Trousseau).

Outre cette douleur localisée dans une articulation, les malades éprouvent des sensations étranges dans le reste du membre. Sensation de froid glacial chez les uns, d'huile bouillante, de plomb fondu coulant le long du membre affecté, chez les autres.

Si, au moment de l'accès, on examine l'état des parties envahies par la goutte, voici ce qu'on constate : turgescence des veines s'étendant à tout le membre inférieur lorsque, comme nous le supposons, la goutte se porte sur le gros orteil d'un coté. Au niveau de la jointure envahie, la peau est sèche, tendue, brillante, chaude au toucher; elle a de plus une teinte pivoine ou pelure d'oignon, qui est jusqu'à un certain point caractéristique; c'est, suivant l'expression de Trousseau, « quelque chose d'analogue à ce que nous observons pour un abcès qui vient faire saillie sous le tégument externe en l'amincissant. »

Cet examen réclame les plus grandes précautions. La seule pression des couvertures, le moindre ébranlement communiqué au lit du malade, le simple contact du doigt avec la partie affectée, à plus forte raison des manipulations tant soit peu brutales, occasionnent au malade un surcroît de souffrances qui le jette dans une rage épouvantable. On comprend, d'après cela, combien sa situation est rendue plus pénible par les frissons de fièvre qui le saisissent durant l'accès, par les soubresauts, les tremblements qui agitent le membre envahi, par les changements d'attitude incessants qu'il imprime à son pied, dans l'inutile espoir de calmer un peu ses douleurs.

Cependant la crise a sévi pendant deux ou trois heures; à la pointe du jour, la douleur articulaire se calme aussi bien que l'agitation nerveuse du malade. Une légère transpiration indique que la fièvre se dissipe. Le malade s'assoupit peu à peu. A son réveil il n'éprouve plus qu'un léger endolorissement de l'orteil, qui est maintenant le siége d'un œdème très manifeste; la peau, toujours rouge et luisante, conserve en effet l'impression du doigt qu'on applique sur la partie empâtée. La turgescence des veines est toujours aussi accusée. A ce moment, il est bien rare que l'urine ne laisse déposer le sédiment sablonneux dont il a été question plus haut, conséquence de la surcharge des humeurs par l'acide urique. Au sortir de son accès, le goutteux se réveille de l'assoupissement qui a fait suite à cette crise, qui n'est que le premier chaînon d'une attaque. L'articulation frappée est aussi rouge et un peu plus tuméfiée que durant l'accès; elle est beaucoup moins chaude et presque indolore au toucher. Le malade se lève; il prend certaines précautions pour éviter de blesser le membre envahi par la goutte. La journée se passe sans incident nouveau. N'était la fatigue que laisse à sa suite une nuit d'insomnie et de souffrances, le goutteux se croirait rentré dans son état normal. Mais la nuit venue, à peine est-il couché depuis deux ou trois heures, qu'un nouvel accès le surprend semblable au premier, pour se calmer à la pointe du jour. Ces accès, séparés par des rémissions diurnes, se renouvellent de la sorte pendant six, huit, dix nuits consécutives, avec une régularité qui laisse le goutteux sous le coup d'une angoisse cruelle dans l'intervalle des crises. Cependant, dès la troisième ou la quatrième nuit, les douleurs perdent de leur violence en même temps que diminue la durée des paroxysmes. C'est l'annonce que l'attaque approche de la fin. — Il est rare d'ailleurs qu'une attaque de goutte franche, aiguë, se compose de moins de cinq et de plus de dix accès. Des faits nombreux démontrent d'autre part que, d'une façon générale, la durée des attaques, c'est-à-dire le nombre des chaînons qui la composent est en raison inverse de l'intensité des premiers paroxysmes et de l'agitation fiévreuse à laquelle s'abandonne le malade, par le fait de ses horribles souffrances, agitation souvent telle, que, suivant l'expression de Sydenham, l'accès de goutte réside dans la rage du patient autant que dans les manifestations arthritiques.

Dès le second ou le troisième accès, la rougeur de la peau, au siége du mal, va en diminuant; l'œdème a plutôt une tendance à augmenter. Il en est ainsi jusqu'à la fin de l'attaque. A ce moment le malade éprouve de la raideur dans l'articulation intéressée; la peau y est empâtée mais elle a repris sa teinte normale, la sensibilité est émoussée à ce niveau, ce qui, joint à la raideur articulaire, crée une certaine gêne de la marche. Le goutteux, au sortir d'une attaque a, selon l'expression courante, le pied de coton; il ne sent pas le sol sur lequel il appuie le membre. La partie malade devient le siége d'une transpiration locale abondante, suivie bientôt d'une desquamation très-active de l'épiderme.

Mais déjà, au bout de deux ou trois semaines, l'articulation sur laquelle a sévi une première attaque de goutte a retrouvé sa souplesse antérieure. La santé du goutteux est redevenue plus florissante que jamais. Il semble que ses humeurs se soient débarrassées d'un germe morbide, et qu'il ait conquis, au prix de ses souffrances, une vigueur nouvelle; c'est du moins ce que l'on observe à la suite d'une première attaque chez les sujets robustes.

Siége des manifestations arthritiques. — Dans la grande majorité des cas, les manifestations arthritiques, lors d'une première attaque de goutte, se portent sur l'articulation métatarso-phalangienne du gros orteil (podagre), un peu plus souvent à gauche qu'à droite, quelquefois aussi, comme il a été dit plus haut, des deux côtés à la fois. Beaucoup plus rarement, la goutte débute par d'autres articulations, par celles des mains (chiragre), du genou (gonagre), par l'épaule (onagre), par la hanche (ischiagre), par les articulations de la colonne vertébrale (rachisagre). Une statistique qui nous donne des renseignements très complets sur la fréquence relative de diverses localisations de la goutte à ses débuts, est celle de Scudamore. Sur un ensemble de 70 malades, cet auteur a vu la première attaque de goutte se montrer :

49 fois à l'un des gros orteils.

4   Au gros orteil de chaque pied.

2   A l'un des gros orteils et à la face interne du pied.

2   A la face externe de l'un des pieds.

2   A l'une des malléoles.

1   Aux deux malléoles.

1   A l'une des malléoles et à la face interne du pied.

1   A l'un des gros orteils, à la face interne du pied et aux malléoles.

1   A la face interne de chaque pied.

1   Aux deux pieds et aux deux mains.

1   A l'un des gros orteils et à un pouce.

1   Au genou droit.

1   Au genou gauche.

1   Au dos de l'une des mains.

1   Au dos de chaque main.

1   A l'articulation du coude.

Garrod ne compte que 5 goutteux sur 100, chez lesquels la première attaque débuta ailleurs qu'aux gros orteils. Sur 28 malades de Braun, 24 ont eu leur première attaque de goutte à l'un des orteils, 2 autres à la face dorsale du pied ; chez les deux derniers, la goutte se localisa une fois au genou et une autre fois au coude.

Retour des attaques. — Il est rare qu'une première attaque de goutte demeure isolée ; tôt ou tard l'implantation de la diathèse dans l'organisme du sujet s'affirme par le retour de crises nouvelles. Dans les circonstances propices, sous l'influence d'un régime approprié et d'une sage hygiène, l'apparition d'une nouvelle série d'accès peut se faire attendre pendant des années, tandis qu'il est fréquent de voir éclater une nouvelle attaque déjà au bout de quelques semaines, sous l'influence d'écart de régime, d'un traitement intempestif, et même en dehors de toute cause occasionnelle chez les sujets auxquels la goutte a été transmise par voie d'hérédité.

Voici, d'ailleurs, les principaux caractères qui différentient, dans une certaine mesure, les attaques subséquentes de la première :

Tandis que la première attaque éclate dans la grande majorité des cas à la fin de l'hiver ou au commencement du printemps, circonstance qu'on a cherché à expliquer par des raisons que nous ferons connaître, les attaques ultérieures peuvent se montrer à toute autre époque de l'année, en automne par exemple. Cela est vrai surtout dans les cas de goutte *acquise*, où le retour de nouveaux paroxysmes se rattachent d'habitude à l'intervention de causes occasionnelles dont il sera question au chapitre de l'*Etiologie*. Au contraire, chez les sujets de race goutteuse, il n'est pas très rare d'observer une certaine périodicité dans le retour des attaques qui, sans raison déterminante, manifeste, éclateront par exemple à chaque printemps et à chaque automne, ou à une seule de ces deux époques. Ajoutons que, quand les attaques se renouvellent sans affecter cette régularité dans leur mode de réapparition, il arrive presque toujours que l'intervalle entre deux attaques consécutives sera d'autant plus long que la dernière a sévi avec plus d'intensité.

La durée des attaques va en augmentant, tandis que l'intensité des accès qui les composent diminue.

A la longue, les accidents arthritiques ne se localisent plus sur une seule jointure, elles ont une tendance de plus en plus marquée à envahir d'autres articulations. En ce cas, on voit la goutte affecter d'abord le caractère erratique, sauter d'une jointure à l'autre. Entre l'envahissement successif de deux jointures, il s'écoule un intervalle franc de quelques jours. L'attaque se décompose ainsi en un certain nombre de paroxysmes partiels, constitués chacun par une série d'accès assez violents et qui intéressent successivement différentes articulations.

Au lieu de cette série de paroxysmes successifs qui embrasse une durée de plusieurs semaines, on peut observer une attaque se poursuivant *uno tenore*, pour frapper simultanément plusieurs jointures. C'est ce qui arrive surtout à une période avancée, lorsque la goutte tend à passer à l'état chronique. En effet, avec le nombre des articulations envahies, l'acuité des accès diminue, l'attaque traîne de plus en plus en longueur, et dure pendant six semaines, deux et trois mois, les accidents locaux survivent au paroxysme tout en s'accusant. A l'empâtement des parties molles s'ajoute une déformation articulaire, lente à se dissiper, et dont nous dirons les causes. Il en résulte une gêne de la marche assez durable. La maladie, comme il est facile de le prévoir, tend à passer à l'état chronique.

II. GOUTTE CHRONIQUE

Nous venons de voir comment la goutte aiguë dégénère à la longue en la forme chronique pour ne plus laisser de trêve au malade. C'est là ce qui arrive chez les sujets robustes, chez ceux qui paient leur premier tribut à la goutte lorsqu'ils sont encore à la fleur de l'âge, et chez lesquels la diathèse semble découler d'une exubérance de santé. Disons, en passant, que tous les observateurs familiers avec la goutte proclament l'influence pernicieuse de l'abus des émissions sanguines locales (sangsues) et des narcotiques, qu'on accuse justement de hâter le passage de la maladie à l'état chronique. Chez les sujets nés de parents goutteux et affaiblis par des maladies antérieures, chez ceux qui sont parvenus à un âge assez avancé, chez les femmes qui, cela est bien connu, jouissent d'une indemnité relative contre les atteintes de la goutte, cette maladie peut d'emblée revêtir la forme chronique.

Dans la goutte chronique, appelée encore goutte *asthénique* ou *atypique,* nous avons, au point de vue de la description clinique, deux éléments à considérer: Le paroxysme, attaque plus ou moins franche, caractérisée par une recrudescence des accidents arthritiques; et les troubles persistants qui subsistent dans l'intervalle des attaques, pour s'aggraver de jour en jour et réduire finalement le malade à l'état d'infirme.

Les paroxysmes de la goutte chronique sont annoncés par des phénomènes précurseurs plus prononcés et plus durables que dans le cas d'une attaque de goutte aiguë. Pendant plusieurs jours les malades sont tourmentés par des troubles dyspeptiques, tels que perversion de l'appétit, langue chargée, empâtement de la bouche, sensation de plénitude et de pesanteur à l'épigastre, météorisme et borborygmes avec coliques et diarrhée. L'approche de la crise se réveille encore par ces bizarreries d'humeur et cette irascibilité dont il a été question déjà, à propos de la goutte aiguë.

Les attaques, au lieu d'éclater la nuit, peu de temps après que le malade vient de s'endormir, se montrent à tout autre moment de la journée, provoquées, la plupart du temps, par une cause occasionnelle plus ou moins manifeste, un traumatisme insignifiant, un changement de température, quelques écarts de régime, conséquence de ces bizarreries de l'appétit et de ces *envies* si fréquentes chez les goutteux.

Ces attaques, au début, affectent les allures de la goutte aiguë à paroxysmes successifs. Au lieu de ne comprendre que de cinq à dix accès nocturnes, elles durent jusqu'à vingt, trente et quarante jours. Elles portent à la fois ou successivement sur plusieurs articulations. Seulement les manifestations locales sont beaucoup moins accentuées que dans les attaques de la goutte franche aiguë; la douleur est le plus souvent très supportable au moment des paroxysmes; la chaleur est moins vive au niveau de la jointure; la tuméfaction est beaucoup plus lente à s'établir, mais tarde aussi à disparaître. Le mouvement fébrile qui accompagne les attaques de la goutte aiguë fait défaut ou est insignifiant.

Dans l'intervalle des accès la tuméfaction articulaire persiste; elle porte à la fois sur les os, sur leur périoste et surtout sur le tissu cellulaire sous cutané dont les mailles sont infiltrées par des dépôts d'urate. Ceux-ci sont très lents à se résorber; ils forment, après les attaques, ces concrétions ou nodosités connues sous le nom de *tophus*. Sous l'influence de ces dépôts, de l'ostéite et de la périostite latentes qui éclatent au moment des accès, on voit se produire des déformations articulaires durables, qui aggravent singulièrement la situation des malheureux goutteux. Le pied, par exemple, maintenu par le poids des couvertures, dans une attitude vicieuse, durant les longues attaques, se trouve immobilisé par l'ankylose consécutive à l'ostéo-périostite, par les dépôts tophacés péri-articulaires, par la contracture douloureuse des muscles de la jambe, qui aboutit à une rétraction persistante de leurs tendons. On voit de la sorte se développer les différentes variétés du pied bot, surtout le pied bot équin. C'est ainsi que les goutteux de vieille race se reconnaissent à leur démarche; ils avancent sur la pointe des pieds, affectant de prendre des précautions extraordinaires, comme s'ils craignaient de s'aventurer sur le sol dont ils sentent à peine le contact.

Les dépôts d'urate, l'ankylose et la rétraction des muscles peuvent entraîner des déformations analogues du côté d'autres jointures, au genou, au coude, au poignet, qui sont immobilisés à la longue dans les attitudes vicieuses. Quand ces déformations frappent les principales articulations des membres, le goutteux n'est plus qu'un malheureux impotent, cloué sur un fauteuil ou sur son lit de tortures. Trousseau relate l'observation qui lui était personnelle d'un grand seigneur de l'Angleterre, goutteux depuis sa jeunesse. Ce malheureux avait eu les membres ankylosés à la suite d'une longue attaque de goutte chronique; il se trouvait réduit à la position de cul-de-jatte, et ne pouvait se transporter d'un lieu à l'autre qu'à l'aide de plusieurs domestiques. N'oublions pas de dire que les dépôts d'urates se font ailleurs qu'au pourtour des jointures, dans les tendons par exemple, à la conque de l'oreille et aux paupières. Ces concrétions peuvent atteindre jusqu'au volume d'une noix, et elles sont pour ainsi dire la signature de la goutte, car on ne les rencontre dans aucune autre maladie. Quand elles atteignent un volume un peu considérable, elles ne peuvent plus se résorber. A la longue elles irritent les organes avoisinants et finissent par se ramollir. La peau s'ulcère à leur niveau, la solution de continuité qui en résulte donne issue à des masses caséeuses, mélange d'urates et de pus ou encore du pus mêlé à des concrétions compactes dont les fragments se collent au pourtour de l'ulcère et simulent l'aspect de stalactites. Les ulcérations qui prennent naissance dans ces conditions, sont indolentes et fongueuses; elles ont peu de tendance à guérir et lorsqu'elles viennent à se cicatriser, elles ne sont pas longues à se rouvrir lors d'une nouvelle attaque de goutte. Les quantités d'urates qui s'échappent de ces ulcérations finissent par être très-considérables (200, 400 grammes). Trousseau, s'appuyant sur l'analogie de ces concrétions tophacées et des calculs du rein chez les goutteux, a donné à cette élimination des tophus à travers les ulcérations des téguments, la dénomination aussi originale qu'ingénieuse de *gravelle de la peau*. Nous verrons, en effet, que les deux phénomènes sont du même ordre et reconnaissent la même cause.

Indépendammant de ces accidents qui résultent des déformations articulaires et des dépôts tophacés, le malade, dans l'intervalle des attaques de la goutte chronique, ressent des troubles viscéraux souvent plus pénibles que les douleurs arthritiques. Telles les douleurs qui se déclarent le long des nerfs et dans les muscles convulsés des membres envahis, des palpitations accompagnées d'une angoisse précordiale très pénible, une gêne respiratoire ayant tous les caractères de la dyspnée asthmatique ou nerveuse, des tintements d'oreilles, de l'insomnie, des troubles digestifs que nous avons déjà énumérés plus haut et qui ne contribuent pas peu à compromettre l'état général du malade. Sous l'influence de ces causes multiples, le goutteux dépérit rapidement, il présente tous les signes d'une vieillesse anticipée. Sa situation, relativement tolérable durant l'été, s'aggrave pendant la mauvaise saison où les crises arthritiques ont plus de tendance à se reproduire. A mesure que les déformations articulaires s'accentuent, l'existence du goutteux s'assombrit. C'est tout au plus s'il parvient encore à se traîner péniblement, appuyé sur une canne. Plus souvent on le trouve perclu dans un fauteuil, enveloppé dans d'épaisses couvertures, sensible au moindre changement de température, au moindre courant d'air, maussade et chagrin, redoutant d'être dérangé et ne pouvant pourtant pas se passer de l'assistance de ceux qui l'entourent et qu'il rend victimes de son infortune et de ses caprices.

III. GOUTTE ANORMALE

On a groupé sous les dénominations de goutte anormale, *goutte viscérale*, métastases *goutteuses*, des accidents de tout ordre, qui se développent dans le cours d'une attaque de goutte aiguë ou chronique, en affectant une prédominance marquée sur les manifestations articulaires. Souvent même celles-ci sont supprimées avec plus ou moins de brusquerie; de là l'idée d'une métastase, d'un déplacement de la fluxion articulaire vers les appareils où font explosion les accidents de la goutte viscérale. En réalité, ces accidents sont presque toujours le fait de lésions organiques préexistantes, *complications* habituelles de la goutte invétérée, comme nous le démontrerons pour chacune d'elles.

De pareilles lésions peuvent demeurer latentes assez longtemps, jusqu'à ce que des causes occasionnelles diverses, dont nous étudierons le mode d'action, sollicitent la perturbation fonctionnelle de l'organe lésé. En tête de ces causes figurent les traitements intempestifs dirigés contre les manifestations extérieures de la goutte.

La brusquerie, la violence, la durée et le pronostic des accidents décrits sous le nom de goutte viscérale, sont variables et dépendent parfois, dans une certaine mesure, du dérangement imprimé aux manifestations régulières de la goutte par un traitement intempestif ou tout autre influence aboutissant au même effet. Mais cette relation entre la rétrocession de la goutte articulaire et le développement des troubles dont on a fait les différentes formes de la goutte viscérale a été de beaucoup exagérée. Il n'y a pas non plus de raisons plausibles de séparer, sous le nom de métastases proprement dites, les accidents aigus de ceux qui affectent des allures moins tumultueuses et une durée plus longue (goutte anormale). Il nous paraît beaucoup plus logique de les étudier dans l'ordre des appareils et des organes intéressés dans leur développement, et de nous préoccuper surtout de rechercher si ces accidents sont bien sous la dépendance de la diathèse goutteuse, ou si ce ne sont que les effets de complications intercurrentes. C'est ainsi que nous étudierons successivement : les *accidents cardiaques,* les *accidents du côté des organes respiratoires,* les accidents *gastro-intestinaux, hépatiques, néphrétiques, cérébraux* et *spinaux,* qui impriment à la goutte une marche anormale, sans être forcément des répercussions viscérales de la diathèse goutteuse.

ACCIDENTS CARDIAQUES

Lorsque, sous l'influence de certaines causes, les manifestations articulaires d'une attaque de goutte plus ou moins franche viennent à rétrocéder, on voit assez souvent éclater un ensemble de phénomènes morbides, liés à une insuffisance d'action, à une parésie de cœur. Le sujet est pris tout-à-coup d'une angoisse précordiale très pénible, qui se reflète dans la paleur et la décomposition des traits de la face; les battements de cœur sont tumultueux, désordonnés et bruyants, à l'auscultation leur rythme est irrégulier, tandis que l'absence du choc précordial et les caractères du pouls, devenu filiforme et fuyant, en attestent la faiblesse. Le malade étouffe sans qu'il y ait accélération des mouvements respiratoires. Au bout de quelques instants de souffrances vagues, inexprimables, il se sent défaillir et cette attaque *pseudo-apoplectiforme* peut aboutir à une syncope mortelle. C'est là un des modes assez fréquents de la mort rapide chez le goutteux.

D'autres fois l'emploi de révulsifs sur les jointures primitivement intéressées parvient à conjurer le danger. Tel fut le cas chez un malade dont l'observation se trouve rapportée dans l'ouvrage bien connu de Garrod. Cet homme, dans le cours d'un violent accès de podagre, se fit une application de neige sur le pied envahi par la goutte. Le soulagement momentané qui s'en suivit fit place bientôt à des désordres très inquiétants. Le malade, assis dans un fauteuil, était en proie à une constriction violente de la base du thorax. Son teint fleuri avait fait place à une pâleur mortelle, sa respiration était difficile mais ralentie, le pouls, à peine perceptible, battait 40 fois à la minute. Le retour de la fluxion dissipa tous les symptômes insolites.

Qu'est-ce que tout cela? En face d'un cas pareil, si le malade succombe, le public et bon nombre de médecins, se contentent de dire qu'il est mort de la *goutte remontée au cœur*. Mais comment comprendre le coup brutal porté au fonctionnement de cet organe qui, dans le drame de l'agonie, est presque toujours *l'ultimum moriens?* S'agit-il d'une paralysie toxique du cœur, dûe à une accumulation dans le sang de l'acide urique refoulé de son émonctoire habituel? C'est là une hypothèse peu vraisemblable qui n'a pas eu, que nous sachions, des défenseurs avérés. M. Germain Sée l'a combattu formellement dans le chapitre qu'il a consacré à l'étude des palpitations toxiques (1). L'uricémie, en particulier celle de la goutte est, à son avis, impuissante à produire même de simples palpitations; et de fait une accumulation d'acide urique dans le sang, s'observe dans bon nombre de circonstances, sans qu'il en résulte des troubles fonctionnels du cœur.

Peut-on admettre que la rétrocession des accidents articulaires de

---

(1) Germain Sée. Diagnostic et traitement des maladies du cœur. Paris 1879.

la goutte a paralysé le cœur intact dans sa structure, comme le ferait une violente frayeur, ou cet ébranlement des centres nerveux connu sous le nom de *choc traumatique?* non, il y a plus que cela. Il faut avant tout, dans le développement de ces crises cardiaques, faire la part de l'état anatomique du cœur. Chez les goutteux, *les altérations* du *myocarde sont de règle*; c'est là un point qui a été par trop passé sous silence dans les traités classiques. La plupart des auteurs qui ont écrit sur la goutte le mentionnent à peine. Pourtant Stockes avait signalé la dégénérescence graisseuse du cœur comme très fréquente chez les goutteux, et dans sa thèse d'agrégation sur le rhumatisme viscéral, le professeur Ball écrivait naguère « qu'il résulte de la lecture des observations authentiques qui relient la goutte aux affections cardiaques, que c'est surtout la fibre musculaire qui souffre en pareils cas; la dégénérescence graisseuse, voilà la cardiopathie goutteuse par excellence. »

Les relations entre cette dégénérescence graisseuse du myocarde et la goutte nous ont été dévoilées sous leur vrai jour, par MM. Jaccoud et Labadie-Lagrave, dans leur remarquable étude sur cette affection diathésique (1). Après avoir invoqué le témoignage des auteurs anglais, tels que Stockes, Garrod, Gairdner, Cheyne, etc., de Charcot, de Ball, touchant la fréquence de l'altération graisseuse du myocarde chez les goutteux, les deux médecins distingués que nous citons se hâtent d'ajouter que cette lésion, à leurs yeux, ne constitue « qu'une conséquence éloignée de la maladie primitive, qui joue plutôt le rôle de *complication*, que de manifestation immédiate ou directe. » C'est aussi notre opinion. La dégénérescence graisseuse du myocarde se développe dans la goutte invétérée au même titre que dans beaucoup d'autres maladies chroniques; c'est une conséquence d'un trouble prolongé de la nutrition. A défaut de cette lésion du myocarde, pas de crises cardiaques, pas de *goutte remontée au cœur*. Mais, et c'est là un point sur lequel nous croyons devoir appuyer, lorsque le muscle cardiaque est atteint dans sa structure, il n'est pas nécessaire, pour que ces crises éclatent, *qu'il y ait rétrocession des manifestations arthritiques de la goutte*. Un individu peut souffrir d'une goutte atonique, qui, tout en

(1) Nouveau Dictionnaire de Médecine, article GOUTTE, T. XVI, p. 601, 1872.

s'affirmant par des lésions arthritiques bien visibles, lui laisse le libre jeu de ses membres et ne l'empêche pas de s'abandonner à ses affaires et à ses plaisirs. Un certain jour éclatent les accidents cardiaques que nous avons décrits plus haut. Le médecin appelé auprès du malade apprendra, dans bien des cas, que cette prétendue *goutte remontée,* survenue en dehors de tout accès, est la suite d'une émotion violente, d'une discussion d'affaires, d'un écart de régime, plus souvent encore d'un abus de coït. Ce sont là des confidences que le malade ne fait pas toujours spontanément, et qui n'arrivent guère au médecin que par une voie détournée. Plus d'un de nos lecteurs, en lisant ces lignes, retrouvera dans ses souvenirs des faits confirmant ce que nous avançons.

L'altération du myocarde n'est pas le retentissement direct et nécessaire de la goutte sur le cœur. Elle ne réside pas, comme les lésions goutteuses proprement dites, dans une infiltration uratique de la paroi musculaire de cet organe. C'est tout au plus si la présence de l'acide urique a été signalée par M. Lancereaux, dans les concrétions *superficielles* de la valvule mitrale, qui, au dire de Garrod, seraient essentiellement formées par du phosphate et du carbonate de chaux, de la cholestérine et des matières grasses, sans trace d'acide urique. Quant à l'altération du myocarde, elle consiste dans la dégénérescence graisseuse, complication fréquente, mais fortuite. Les accidents auxquels elle expose sont les mêmes chez les goutteux que chez tout autre malade. Ils éclateront sous l'influence de tout effort excessif imposé au muscle cardiaque altéré dans sa structure, que ce surmenage du cœur soit occasionné par le déplacement d'une fluxion articulaire, par une émotion violente, par une révolte de l'estomac au contact d'un aliment indigeste, par les abus de coït. A ce propos, nous ne pouvons nous empêcher de citer les lignes suivantes de Stockes, qui, après avoir constaté la rareté des métastases goutteuses sur le cœur, ajoute : « Je n'en ai jamais rencontré, mais j'ai vu beaucoup d'accidents auxquels on donnait ce nom, qui étaient manifestement produits par la débilitation subite du cœur, consécutive à un long accès de goutte, pendant lequel le malade avait été privé de l'usage du vin. C'est ainsi que bien des vies ont été sacrifiées. »

Cessons donc de chercher quelque chose de mystérieux dans les crises cardiaques des goutteux; mieux vaut assurément se préocuper de l'existence possible de la dégénérescence du myocarde et des indications prophylactiques et thérapeutiques commandées par cette complication.

ACCIDENTS DU CÔTÉ DES ORGANES RESPIRATOIRES

De ces accidents nous n'avons que peu de chose à dire et ce peu se résume dans ces mots, qu'il n'existe pas de métastases goutteuses du côté de l'organe respiratoire. Comme telles, on décrit d'abord des *attaques* dyspnéiques rappelant avec plus ou moins de ressemblance les accès d'asthme. Garrod, par exemple, rapporte le fait d'un homme qui fut pris d'une dyspnée assez violente pour inspirer de l'inquiétude, accompagnée d'une toux sèche, très pénible. On employa, en vain, toutes sortes de remèdes, contre ces accidents qui se dissipèrent au bout de quelques jours pour faire place à un accès de goutte aiguë. Trousseau, de son côté, a connu un malade chez lequel « des attaques d'asthme alternaient d'une façon périodique avec des attaques de goutte articulaire. Les accidents thoraciques se répétaient pendant deux ou trois mois sans que rien ne survint du côté des jointures, puis, lorsque celles-ci se prenaient, les attaques d'asthme ne se produisaient plus ». Les faits de cette nature ne sauraient être pris pour des exemples de métastases, ils rentrent dans l'étude de la goutte larvée et les relations de cette diathèse avec l'asthme. Nous y reviendrons dans un chapitre ultérieur.

On a mentionné ensuite, comme une forme fréquente de la goutte viscérale, le catarrhe pulmonaire. Stockes a tout particulièrement insisté sur l'existence de la bronchite goutteuse dont il s'est efforcé de tracer les caractères diagnostiques. Elle est admise également par Trousseau.

D'après l'illustre clinicien, le catarrhe pulmonaire « par lequel un grand nombre de vieux goutteux terminent leur existence, donne lieu à un travail congestif habituel de l'appareil respiratoire, travail congestif qui se traduit à l'auscult[illegible] par des râles sous-crépitants fins, par les signes d'une bronchite[illegible]ique qu'il n'est pas rare de voir se compliquer *d'épanchements [illegible]uraux* survenus d'une manière latente. »

Le professeur Hayem, dans sa thèse de concours sur les *bronchites,*

estime que l'existence d'une bronchite goutteuse réellement symptômatique de cette diathèse ne doit être admise qu'avec réserve. Il se
retranche derrière les affirmations de Greenhow qui a réuni, avec
le plus grand soin, les arguments et les faits pouvant militer en
faveur de l'admission d'une bronchite goutteuse. Or, le médecin
anglais semble reconnaître tacitement que la goutte n'exerce qu'une
influence indirecte sur le développement de cette bronchite
prétendue métastatique, dans les lignes suivantes, citées par M.
Hayem, au travail duquel nous les empruntons. « Dans bien des cas,
nul doute que la discrasie goutteuse ne produise simplement une
prédisposition marquée à la bronchite, et cette maladie se développe alors par quelque cause extérieure existante, qui fréquemment
est bien plus légère que celle qui produirait le même effet chez un
sujet bien portant. » Là est en effet la clef de l'énigme. Il n'y a rien
de spécifique, il n'y a rien de diathésique dans la bronchite des
vieux goutteux. Il y a une prédisposition au catarrhe pulmonaire, et
cette prédisposition réside dans cet état de déchéance physique,
voisin du marasme, qui atteint le goutteux sur ses vieux jours. Nous
avons dépeint la situation qui lui est faite, lorsque cloué sur son
fauteuil par les déformations croissantes de ses jointures, en proie à
des troubles dyspeptiques persistants, il se voit consumé à petit feu
par la souffrance physique et par les sombres idées que lui inspire
son état. A ce moment aussi il manifeste une susceptibilité excessive
à l'égard des viscissitudes atmosphériques, susceptibilité accrue par la
transpiration incessante qui baigne ses téguments. On comprend
que dans ces conditions, le moindre refroidissement, le moindre
courant d'air, constitue une irritation suffisante pour développer
un catarrhe pulmonaire chez l'un, un épanchement pleural, une
pneumonie batarde chez l'autre. C'est l'histoire de tous les jours
chez les vieillards valétudinaires, goutteux ou non. Que la rétrocession brusque d'une fluxion articulaire puisse jouer le rôle de
cause occasionnelle chez un goutteux ainsi prédisposé au catarrhe
bronchique, nous n'avons nulle intention de le nier ; mais des faits
semblables s'observent dans une foule de circonstances pathologiques, en dehors de toute diathèse, à la suite de la brusque
suppression d'un écoulement, d'un flux hémorrhagique, d'une
éruption cutanée, etc.

Citons encore pour mémoire les faits de concrétions uratiques, déposées au sein du parenchyme pulmonaire. Liger, qui a publié un traité de la goutte, il y a plus d'un siècle, Kœring, cité par M. Fernet, auraient observé de semblables concrétions dans les poumons des vieillards. M. Fernet n'accueille ces assertions qu'avec beaucoup de réserves. D'autre part un médecin anglais, Bence Jones, a signalé l'existence de concrétions crétacées se moulant sur les ramifications bronchiques chez les goutteux.

La possibilité d'une telle lésion goutteuse ne saurait plus être mise en doute depuis que Virchow a fait connaître un exemple de concrétion uratique dans le larynx d'un sujet qui avait souffert de cette affection diathésique.

ACCIDENTS GASTRO-INTESTINAUX

Après les accidents arthritiques, il n'en est pas de plus communs chez les goutteux, que les troubles du côté des organes digestifs. Aussi le professeur Ball a-t-il pu dire, avec juste raison, que « la goutte est à l'estomac ce que le rhumatisme est au cœur. » Il ne faudrait pourtant pas s'exagérer la fréquence de ce genre d'accident chez les goutteux. Pour en donner la juste mesure, nous ne croyons pouvoir mieux faire que de citer la statistique produite par M. Durand-Fardel dans son traité des maladies chroniques. Sur 336 observations de gouttes aiguës ou chroniques, franches, recueillies par notre éminent confrère et où l'état des fonctions digestives se trouvait soigneusement indiqué, il s'en est trouvé 202 où les digestions étaient reconnues parfaitement régulières ; 48 s'accompagnaient d'une dyspepsie légère, 86 d'une dyspepsie caractérisée.

Il importe d'ailleurs de distinguer ces troubles gastro-intestinaux suivant leur nature et leur signification, variables d'un cas à l'autre. Ainsi, il ne faut pas perdre de vue que les goutteux sont, pour la plupart, adonnés aux excès de table et que leur gourmandise et les dépravations de leur appétit les exposent à des troubles dyspeptiques qui n'ont rien à voir avec la diathèse urique. C'est là un fait incontestable, exagéré à vrai dire par les auteurs qui, à l'exemple de Watson, nient tout lien de causalité entre cette diathèse et les accidents gastro-intestinaux chez les goutteux, qu'ils imputent exclusivement aux écarts de régime dont se rendent coupables ces malades. Il n'est pas non plus admissible que la goutte crée simplement une irritabilité de l'estomac qui dispose cet organe aux troubles dyspeptiques, comme l'affirme Brinton. La dyspepsie d'origine alimentaire existe chez les goutteux, cela doit être, car on ne voit pas pourquoi ces malades auraient le privilége de ne point pâtir des excès qui sont familiers à beaucoup d'eux.

Mais à côté de cette dyspepsie *ab ingestis*, il y a lieu d'admettre une véritable dyspepsie toxique, manifestation directe de la diathèse goutteuse, comparable au point de vue de son mécanisme à la dyspepsie urémique. Tandis que la première forme s'observe de préférence dans les intervalles francs des ataques de la goutte articulaire et présente les caractères de la dyspepsie flatulente, la seconde variété se rencontre surtout en plein paroxysme, lorsque les manifestations arthritiques viennent à rétrocéder sans cause appréciable ou sous l'influence d'un traitement perturbateur. Les accidents gastriques affectent alors une telle violence que si l'on n'était prévenu des circonstances au milieu desquelles ils éclatent, on croirait volontiers à un empoisonnement, méprise qu'on est exposé à commettre lorsque ces accidents surviennent loin d'une attaque de goutte articulaire, comme nous le dirons en parlant des différentes formes de goutte larvée. En pareils cas, le goutteux est pris de vomissements d'une extrême ténacité et d'une diarrhée cholériforme; il accuse une douleur très vive à l'épigastre, ses traits se décomposent, le ventre est ballonné, le malade tombe dans un abattement profond, quelquefois même il est pris de délire. L'absence d'albumine dans les urines ne laisse point de prise à l'idée d'accidents urémiques. Pour expliquer le développement de semblables crises chez les goutteux, certains auteurs ont fait intervenir la gastrite. Des preuves fournies par des nécropsies concluantes pourraient seules assurer de la croyance à cette hypothèse. Nous n'hésiterons pas, pour notre part à nous rallier à l'opinion de ceux qui mettent les accidents gastriques graves sur le compte de l'uricémie, par comparaison avec ce qui se passe dans l'urémie. De même que l'urée et ses dérivés, en s'éliminant par la muqueuse de l'estomac et de l'intestin, développent du côté de ces organes des troubles gastro-intestinaux, comparables quant à leur nature et à leur forme à ceux que nous venons de mentionner, de même l'acide urique accumulé dans le sang du goutteux ne trouvant pas à s'échapper par la voie habituelle, c'est-à-dire par les articulations, se rejettera sur l'estomac en donnant lieu aux accidents d'une véritable intoxication autochtone.

Faut-il comprendre dans cette dyspepsie toxique les troubles gastro-intestinaux prémonitoires de l'attaque de goutte? Cette question a été diversement interprétée. M. Cornillon, par exemple, l'a résolue par l'affirmative. Notre confrère a rapporté jadis, dans le *Progrès médical*, trois observations de dyspepsie rebelle, traitée sans le moindre succès par les eaux de Vichy. A un moment donné les troubles dyspeptiques firent place, chez deux des malades, à des attaques de goutte articulaire, et M. Cornillon d'ajouter: « Il est tout-à-fait rationnel de croire que les troubles gastriques ont été, chez deux de ces malades, les manifestations initiales de la diathèse urique, que sous certaines influences thérapeutiques où spontanément ils ont disparu, pour être remplacés par des accès de goutte franche. » Pour M. G. Sée, dont les opinions sur ce point ont été exposées jadis par notre ami M. Lugagne, (1) la dyspepsie préparoxystique reconnaît pour cause immédiate non pas l'uricémie, comme le veut M. Cornillon, mais le régime alimentaire défectueux, cause première de tous les accidents qui éclateront tour à tour chez le goutteux. Une alimentation de luxe, où dominent les principes azotés et dont l'influence pernicieuse est accrue par l'abus des vins fins, des liqueurs, du café, etc., rend le sujet prédisposé, dyspeptique d'abord, uricémique ensuite, lorsque les effets du régime défectueux ont eu le temps de s'accumuler.

Notre humble avis est que les deux interprétations ont du vrai. En présence d'un sujet entaché de la prédisposition héréditaire, affecté de crises gastriques violentes, de troubles dyspeptiques aux allures un peu paroxystiques, se développant en dehors de tout écart de régime, réfractaires aux médications réputées efficaces, nous inclinerions volontiers en faveur de l'hypothèse de manifestations larvées de la diathèse goutteuse. Nous ne laisserions même plus

---

(1) Voir Vichy médical, Etude sur les dyspepsies, n° 7, 1878.

de place au doute, si un jour ou l'autre les accidents gastriques s'effaçaient devant l'explosion d'une attaque de goutte franche. Nous citerons des faits de cette nature en traitant de la goutte larvée. Mais qu'un homme livré à tous les écarts de la vie fastueuse, sacrifiant tous les jours à la bonne chaire, ressente des troubles dyspeptiques sans gravité, peu de temps avant une attaque de goutte, notre avis serait que l'alimentation défectueuse qui a provoqué l'explosion de la podagre avait engendré du côté des organes digestifs les mêmes troubles qu'elle eut fait naître chez un sujet non voué à la goutte. Il n'est pas nécessaire de faire intervenir en pareils cas la diathèse urique.

Mentionnons, pour simple mémoire, l'opinion de Todd, qui considère les troubles dyspeptïques comme étant la cause immédiate des accidents arthritiques chez les goutteux.

Après la dyspepsie d'origine alimentaire et les accidents gastro-intestinaux uricémiques, il nous reste à signaler certaines lésions durables de l'estomac, assez fréquentes chez les goutteux, nous voulons parler de la dilatation de cet organe. Todd en a cité un certain nombre d'exemples dans ses *recherches nécroscopiques*. Cette dilatation de l'estomac reconnaît évidemment pour cause la gloutonnerie des malades d'une part et de l'autre la flatulence qui, nous l'avons dit plus haut, est une des manifestations habituelles de la dyspepsie, surtout lorsque, comme c'est le cas chez les goutteux, elle s'accompagne d'une constipation opiniâtre.

Tout récemment, le professeur Ebstein (1), de Gœttingue, a publié l'observation d'un homme qui avait depuis longtemps des troubles digestifs graves, *avec incontinence du pylore,* lorsqu'il fut pris un certain jour d'une attaque de podagre.

Ebstein, au lieu de mettre le relâchement du sphincter pylorique sur le compte de la distention gazeuse de l'estomac, habituelle chez ce malade qui était un grand buveur de bière, trouve plus naturel d'en faire un accident nerveux, comparable à la paralysie vésicale qu'on observe dans certaines affections des centres nerveux. Quoi qu'il en soit, l'incontinence du pylore est une de ces raretés pathologiques à laquelle il ne faut pas attribuer plus d'importance qu'elle

(1) Deut Archiv. für KLIN Medicin. T. XXVII, p. 1. 1880.

n'en mérite. Nous en dirons autant de la dysphagie, liée à un spasme de l'œsophage, observée par Garrod chez un goutteux. La gêne de la déglutition cessa comme par enchantement à l'approche d'une attaque de goutte articulaire. On a cité aussi des cas de constriction spasmodique du rectum, qui paraissaient s'être produites sous l'influence de la diathèse goutteuse. (Garrod).

La fréquence des hémorroïdes chez les goutteux est un fait de notoriété vulgaire sur lequel nous aurons à revenir.

Les auteurs qui ont multiplié à loisir les formes de la goutte viscérale, ont décrit une entéralgie goutteuse avec contracture de l'intestin et rétraction du ventre, ou avec de la tympanite. Nous rattachons ces accidents à la dyspepsie des goutteux. Or, la dyspepsie n'est pas plus stomacale qu'intestinale; les troubles fonctionnels et les symptômes qui la constituent tiennent de l'ensemble du tube digestif et c'est à tort qu'on scinde ce qui se tient si étroitement. Voilà pourquoi nous avons réuni dans un même chapitre les accidents gastro-intestinaux qu'on a cru devoir mettre sur le compte de la diathèse urique.

Nous ne faisons que mentionner l'entérite et la dyssenterie goutteuse, décrites jadis par Murgrave, par Sydenham, Barth, Zimmernann, et qui est devenue des plus rares, depuis que l'on s'abstient de diriger contre les manifestations de la goutte les remèdes réputés énergiques et dont un des dangers était précisément d'irriter l'intestin, au point de provoquer des complications dyssentériformes.

ACCIDENTS HÉPATIQUES

Ici encore nous sommes obligés de distinguer les complications fortuites de la goutte, des accidents qui sont réellement sous la dépendance de cette affection diathésique et dont l'existence est douteuse.

Tout d'abord on a signalé la congestion du foie comme l'un des signes prémonitoires habituels de l'attaque de goutte. Trousseau dit qu'en quelques cas le malade accuse un endolorissement au niveau de l'hypochondre, avec légère tuméfaction du foie, et que cet accident peut être en partie cause de troubles dyspeptiques préparoxystiques. Galtier-Boissière, dans sa remarquable thèse sur la goutte, dit qu'il a constaté plusieurs fois sur lui-même cette tuméfaction temporaire du foie qui prélude aux attaques. Gairdner, cité par M. Charcot dans les annotations à l'ouvrage de Garrod, mentionne la tuméfaction passagère du foie parmi les phénomènes qui masquent le plus souvent le début des accès de goutte.

M. Charcot ajoute : « des faits de ce genre n'avaient pas échappé à Scudamore; il mentionne, entre autres, l'histoire d'un malade en proie à un premier accès de goutte et qui, pendant les deux ou trois mois précédents, avait ressenti de l'embarras du côté du foie, ainsi que de grands désordres dans l'estomac et dans le canal alimentaire. »

Qu'un engorgement passager du foie, qui précède immédiatement l'explosion d'une attaque de goutte, soit attribuable à la diathèse goutteuse, à la mise en mouvement du sang, comme on eut dit jadis, dûe à la saturation des humeurs par l'acide urique, nous le voulons bien ; mais appliquer cette même interprétation aux engorgements qui durent des mois, cela nous paraît peu admissible. Il est reconnu que les troubles de la circulation dans le système de la veine porte sont communs chez les goutteux; mais il y a à cela une raison très naturelle, qui est la même que celle que nous invoquions pour les troubles dyspeptiques. Il faut la chercher dans l'hygiène du goutteux, qui est à la fois gros mangeur et gourmand raffiné, recherchant pour son alimentation tout ce qui passe pour congestionner le foie, c'est-à-dire les mets fortement épicés, les vins fins, les liqueurs, etc.

A une période un peu avancée de la goutte, un certain degré de congestion passive de cette glande est d'observation habituelle; les troubles qui en sont la conséquence ont été désignés par les anglais sous le nom de *Torpor of the liver*. Galtier-Boissière estime que cette congestion permanente du foie peut être occasionnée à la longue par la fréquente répétition des hypérémies périodiques qui se produisent dans l'organe au moment des attaques de goutte. Qu'il en puisse être ainsi pour la simple congestion chronique, nous l'accordons; mais nous ferons remarquer que l'on a mis sur le compte de la diathèse goutteuse autre chose que la tuméfaction liée à la stase veineuse, la cirrhose par exemple et l'induration calcaire.

Après avoir parlé de la fréquence de *l'hépatite chronique* goutteuse, Trousseau ajoute : « à l'autopsie on trouve souvent la substance de l'organe d'une dureté excessive, granuleuse, comme cirrhosée et, au dire de Lieutaud, chargée de concrétions calcaires. » En ce qui concerne ce dernier point, la formation des dépôts tophacés dans le foie est aujourd'hui plus que douteuse. Quant à la fréquence relative de la cirrhose hypertrophique chez les goutteux, c'est là un fait incontestable. Charcot le reconnaît dans ses leçons sur les maladies du foie, et il mentionne à ce propos les observations de deux malades présentant les signes de la cirrhose hypertrophique, qui portaient aux doigts et aux oreilles des tophus bien manifestes. Ebstein, dans le travail que nous avons cité plus haut, raconte qu'il a constaté l'existence d'une cirrhose hypertrophique chez un de ses clients âgé de 60 ans; cet homme avait eu des attaques de goutte répétées, son foie était volumineux, très facilement accessible à la palpation, dur au toucher et d'une surface inégale.

Doit-on mettre cette hépatite interstitielle sur le compte de la diathèse goutteuse, la rapporter à l'irritation que l'acide urique accumulé dans le sang exerce sur le parenchyme du foie, au même titre qu'on incrimine l'alcool dans le développement des scléroses?

La pathogénie de la cirrhose est encore trop mal connue pour qu'il soit possible de faire à cette question une réponse catégorique. Nous nous bornerons à répéter que les circonstances invoquées dans l'étiologie des engorgements et des indurations chroniques du foie, l'alcoolisme, les vices de régime, la gêne circulatoire dans le système porte, se rencontrent assez souvent chez les goutteux. D'ailleurs, les lésions du foie sont loin d'être constantes chez les malades, comme l'atteste Gairdner, qui a exprimé sa surprise d'avoir très souvent rencontré le foie intact dans les autopsies qu'il a pratiquées chez les goutteux (Jaccoud et Labadie-Lagrave). Nous voilà bien loin des exagérations de Monneret, qui se demandait si la goutte du foie n'est pas une manifestation aussi fréquente de la diathèse que les accidents arthritiques; de Richardson, au dire duquel les accidents hépatiques seraient une des manifestations les plus communes et les plus importantes de la maladie à tous les degrés.

En tous cas il n'y a pas de quoi admettre, d'après ce qui précède, une goutte métastatique du foie. L'existence de la goutte hépatique viscérale elle-même est douteuse. Ces notions ont leur importance au point de vue de la prophylaxie et du traitement chez les goutteux, qu'il y a tout intérêt à mettre à l'abri des complications fortuites.

On a voulu encore représenter la lithiase biliaire comme une des répercussions possibles de la goutte sur le foie. Comme arguments favorables à cette théorie, on a invoqué non seulement les faits de coliques hépatiques survenus chez les goutteux, mais la fréquence de la lithiase biliaire chez les femmes issues de goutteux.

Les coliques hépatiques sont rares chez les sujets atteints de la goutte franche. M. Durand-Fardel n'en a rencontré que sept exemples sur plusieurs centaines de cas. Encore fait-il remarquer que les douleurs hépatiques revêtaient un caractère plutôt névralgique que calculeux et il se demande s'il existe un cas bien avéré de concrétions trouvées dans les voies biliaires d'un sujet goutteux après la mort. On a fait remarquer aussi que les calculs biliaires présentent une composition chimique autre que les tophus de la goutte, preuve qu'ils ne se forment pas sous l'influence de cette diathèse. MM. Barth et Besnier, dans l'article (1) qu'ils ont consacré à l'étude des calculs du foie, sans nier la coïncidence possible de la lithiase biliaire et de la goutte, repoussent l'idée d'une relation directe entre ces deux affections. Cette coïncidence trouve sa raison d'être dans les conditions hygiéniques habituelles aux goutteux : âge avancé, vie sédentaire, troubles dyspeptiques, alimentation succulente, qui passent pour favoriser le développement de la lithiase biliaire. La fréquence de celle-ci chez les femmes, issues ou non de goutteux, tient sans doute aux mêmes influences hygiéniques et surtout à l'impressionnabilité nerveuse excessive qui est l'apanage de ce sexe.

ACCIDENTS NÉPHRÉTIQUES

Les reins paraissent être quelquefois le siège de la fluxion goutteuse, c'est là du moins l'opinion de Garrod et de Charcot. Cette *fluxion métastatique* du côté des reins se traduit par des dou-

(1) Dictionnaire encyclopédique des sciences médicales. T. XX. P. 403.

leurs lombaires, du ténesme vésical et une albuminurie transitoire ;
elle est provoquée par la rétrocession des manifestations arthritiques de la goutte, et se dissipe avec le retour de celle-ci.

A côté de ces perturbations fonctionnelles transitoires, nous
avons à considérer des lésions permanentes des reins, qui sont
la dépendance directe de la diathèse goutteuse ; ce sont : *l'infiltration uratique* ou néphrite uratique du rein, et la *néphrite parenchymateuse atrophique* désignée par les anglais sous le nom de *gouty kidney,*
rein goutteux.

(a) Infiltration uratique du rein. Rayer (1) le premier avait décrit, sous le nom de néphrite goutteuse, une lésion caractérisée par
le dépôt dans la substance corticale et tubuleuse du rein, de petits
grains jaunes et rouges d'acide urique.

Peu après, un autre médecin français, M. Castelnau (2) signalait
une autre variété d'infiltration goutteuse du rein, qu'il décrit avec le
plus grand soin. L'altération, chez le sujet de l'observation de Castelnau, était limitée au seul rein droit dont les cônes tubuleux ren-
fermaient « des dépôts de matière blanche comme de l'émail, en
tout point semblable à celle des articulations ; cette matière était
partout disposée en stries très fines qui affectent la direction des
tubes urinifères et semblent être contenus dans l'intérieur de ces
tubes eux-mêmes. » L'analyse chimique démontra que ces dépôts
étaient constitués par de l'urate de soude.

Cette infiltration uratique du rein a été observée depuis par différents médecins anglais, entr'autres par Ceeley, Todd, Dickinson
et Garrod ; par MM. Charcot et Cornil en France ; par Virchow
et Litten en Allemagne. Garrod mit en relief la structure cristalline
prismatique des grains d'urate de soude qui forment ces dépôts.
MM. Charcot et Cornil (3), dans leur mémoire devenu classique
sur les altérations du rein et des articulations chez les goutteux, ont
démontré que ces dépôts cristallins d'urate de soude se font à la fois

(1) RAYER. Traité des maladies du rein. T. 1. P. 42.

(2) CASTELNAU. Arch. Gén. de médecine. 4ᵉ série. T. III. P. 285.

(3) CHARCOT et CORNIL. Comptes rendus et mémoires de la Société de Biologie. Paris 1863.

dans les tubes urinifères et dans le tissu interstitiel, contrairement à l'opinion de Garrod. Les concrétions, au dire de Cornil et Ranvier (1) remplissent d'abord soit les tubes collecteurs de la pyramide de Malpighi, soit les tubes droits de la substance corticale. Le dépôt continuant à s'effectuer, envahit ensuite le tissu conjonctif avoisinant, et les concrétions plus volumineuses comprennent un groupe de tubes urinifères voisins et le tissu conjonctif qui leur est interposé.

On a prétendu à tort que cette infiltration uratique respecte la substance corticale du rein. L'observation de Litten (2), mentionnée plus haut, démontre qu'il n'en est rien ; il y est dit que la substance corticale, les dépôts d'urate, occupaient les travées élargies du tissu interstitiel sous forme de stries régulières enlaçant de toutes parts les canalicules.

Cette infiltration uratique du rein, pour s'accompagner d'une élimination abondante d'urate par les urines, ne se traduit par aucun signe spécifique. Nous aurons à discuter tout à l'heure le rôle qui lui revient dans le développement des autres altérations rénales qu'on rencontre chez les goutteux.

(b) Néphrite parenchymateuse atrophique. La néphrite parenchymateuse atrophique, le *gouty kidney* des Anglais, se présente avec les caractères anatomo-pathologiques suivants :

Le rein est petit, sa capsule fibreuse adhère intimement au parenchyme sous-jacent dont la consistance est notablement accrue ; sur une surface de coupe, on constate que l'atrophie porte surtout sur la substance corticale. Celle-ci, réduite à une lamelle mince, est en général parsemée de petits kystes. A l'examen microscopique on constate un épaississement des travées interstitielles et des parois des artérioles avec atrophie des glomérules et des tubes urinifères.

Comme on le voit, cette description correspond à la néphrite interstitielle qu'on observe chez tous autres sujets que les goutteux.

Or, il est à noter que le rein goutteux, le *gouty kidney,* ne donne pas non plus lieu à des manifestations spécifiques qui permettent de

---

(1) Manuel d'Histologie pathologique. T. III. P. 1063.
(2) Virchow's, Arch. T. 66. P. 129. 1875.

le distinguer, au lit du malade, de la néphrite interstitielle non goutteuse. On a dit que la néphrite albumineuse, liée à la goutte, affecte une évolution plus lente et une bénignité relative, que l'anarsaque fait souvent défaut et que l'albuminurie est en général peu abondante. Les observations ne manquent pas, qui démontrent qu'il est loin d'en être toujours ainsi. Nous dirons d'ailleurs, en traitant des accidents cérébraux mis sur le compte de la goutte viscérale, que beaucoup sont symptomatiques de l'urémie, conséquence de cette néphrite interstitielle. Cette opinion a été défendue par Garrod, par Charcot et d'autres autorités.

Quelle est au juste la relation entre le *gouty kidney* et la diathèse goutteuse? La lésion rénale est-elle une conséquence directe de la saturation du sang par l'acide urique, qui caractérise cette diathèse? Dickinson (1) a soutenu que l'inflammation chronique du rein, si fréquente chez les goutteux, est toujours consécutive à l'irritation du tissu interstitiel par des dépôts d'urate de soude qui s'y font. Pour lui, le développement de la néphrite interstitielle atrophique, implique l'infiltration uratique préalable. MM. Charcot et Cornil, tout en reconnaissant que les lésions de la néphrite interstitielle décrite par Todd, sous le nom de *gouty kidney*, n'ont rien par elles-mêmes qui soit spécial à la goutte, invoquent, pour expliquer le développement de ces lésions et des accidents qui en sont la conséquence, l'irritation causée aux reins par le passage d'une grande quantité d'urates.

La théorie de Dickinson tombe devant cette simple objection, que l'infiltration uratique du rein est presque aussi rare à l'autopsie des goutteux que la néphrite atrophique est fréquente. Il suffit, pour s'en convaincre, de parcourir comme nous l'avons fait, les principales observations avec autopsie parues jusqu'à ce jour. Il y a lieu de faire remarquer aussi que l'atrophie, dans cette forme de néphrite, intéresse principalement la substance corticale, tandis que les dépôts d'urate se font presque exclusivement dans les pyramides de la substance médullaire.

D'autre part la néphrite interstitielle atrophique n'est pas un épiphénomène obligé de la goutte; des faits irrécusables le prouvent, entr'autres celui déjà ancien de Brandson (2) cité par tous les

(1) Dickinson. On the Pathology and treatment of Albuminuria. London, 1868.
(2) Brandson. Zeitschrift für ration. Medicin. T. III. P. 175, 1845.

auteurs. Or, la diathèse goutteuse se caractérise toujours par une accumulation d'acide urique dans le sang, et cette même altération humorale se rencontre dans d'autres affections qui ne se compliquent pas de lésions rénales. Il est peu vraisemblable, dans ces conditions, que l'élimination de l'acide urique par les reins soit seule responsable de la néphrite atrophique des goutteux. Il est certainement préférable de mettre cette complication sur le compte des circonstances hygiéniques, des vice de régime, qu'on incrimine dans le développement de la goutte elle-même. Nous savons en effet que le saturnisme, qui engendre cette diathèse, borne quelquefois ses ravages aux reins qui sont frappés de néphrite atrophique, sans que les jointures présentent des altérations goutteuses, preuve que ces deux ordres de lésions, loin de s'engendrer mutuellement, sont des effets d'une même cause qui nous échappe dans la plupart des cas.

Dans un travail récent que nous avons déjà eu occasion de citer, Ebstein rapporte l'observation d'un goutteux à l'autopsie duquel les reins présentaient les altérations de la néphrite interstitielle. L'atrophie intéressait à la fois la substance corticale et les cônes de la substance médullaire; dans ceux-ci étaient disséminés de petits foyers de nécrose, contenant pour la plupart des dépôts d'urates. Ebstein part de là pour admettre que les foyers de nécrose ont été engendrés par une condensation, à leur niveau, du principe morbide de la goutte, et que la réaction inflammatoire, au pourtour de ces foyers, a entraîné la prolifération interstitielle et l'atrophie consécutive des cônes médullaires. Et l'atrophie de la substance corticale? Ebstein lui-même hésite à la rattacher à l'atrophie de la substance médullaire. Un fait isolé ne saurait d'ailleurs servir de base à l'édification d'une théorie.

Une autre complication fréquente de la goutte, c'est la gravelle qu'il est tout naturel de rattacher à cette diathèse, lorsque les concrétions sont formées par de l'acide urique et des urates.

ACCIDENTS CÉRÉBRAUX

L'encéphale compte parmi les viscères le plus souvent affectés par les métastases goutteuses. Or, quand on parcourt la liste des accidents cérébraux qu'on s'est plu à mettre sur le compte de la diathèse goutteuse, on se trouve une nouvelle fois en présence de l'abus flagrant qui a été fait des métastases. La plupart de ces accidents sont, comme ceux que nous avons passés en revue dans les chapitres précédents, le fait d'altérations préexistantes mais purement fortuites des organes incriminés ou des appareils (reins, cœur) qui entretiennent des relations fonctionnelles étroites avec le système nerveux.

On a écrit par exemple que l'hystéricisme et l'hypochondrie se rencontrent à titre de symptômes de la diathèse goutteuse! Comme seules preuves à l'appui on a cité les observations d'hystériques, d'hypochondriaques qui, au moment d'un accès de goutte articulaire, se sentaient soulagés du côté du système nerveux. Mais ne sait-on pas que tout bouleversement de l'organisme modifie en mal ou en bien les états névropathiques; que la fièvre, par exemple, amène une sédation passagère des névroses, de là l'adage connu, *Febris spasmos solvit*. Dira-t-on pour cela que l'hystérie, l'hypochondrie, sont des manifestations de la fièvre rétrocédée?

Il n'y a pas plus de raison d'admettre la folie goutteuse décrite par plusieurs auteurs anglais, par Lynch, par Garrod, par Bayle, par Lorry, qui a rapporté un cas d'aliénation mentale guéri au bout de dix ans à la suite d'une attaque de goutte. Nous appliquerons à ces faits le même raisonnement qu'aux névroses prétendues goutteuses, et nous ferons remarquer à ce propos qu'on a publié récemment, dans une revue étrangère (1), une série de cas de folie amendée ou guérie sous l'influence d'une affection fébrile intercurrente. Ce n'est pas la première fois que des faits de ce genre sont livrés à la publicité. Ils prouvent qu'une perturbation violente de l'organisme peut rétablir le fonctionnement normal des centres psychiques, en l'absence d'altérations grossières de la texture de l'encéphale. D'un autre côté, sous le nom de manie, de délire aigu, succédant à la brusque rétrocession d'une attaque de goutte, on a dû certainement décrire en plus d'un cas, des *accidents urémiques* qui étaient sous la dépendance de la néphrite interstitielle concomitante. Nous reviendrons sur ce point.

Contre l'hypothèse de la folie goutteuse, nous pouvons d'abord

(1) Archiv. für Psychiatrie. T. X. P. 249, 1879.

invoquer le témoignage d'hommes compétents, tels que Baillarger, qui déclarent n'en avoir jamais observé un seul exemple dans le cours de leur carrière.

Faut-il repousser avec la même rigueur l'existence de l'épilepsie goutteuse décrite par Van Swieten, et dont Garrod et Lynch ont relaté des exemples qui paraissent absolument démonstratifs ? Telle l'observation suivante de Garrod, relative à un vieillard qui « avait éprouvé plusieurs attaques épileptiformes dont la nature n'avait pas été soupçonnée. Bientôt survint un accès de goutte articulaire qui mit fin à l'épilepsie. Des ventouses scarifiées avaient été appliquées aux tempes, à l'époque où existaient les accidents cérébraux ; le sang ainsi obtenu ayant été examiné, on y trouva une forte proportion d'acide urique. »

Un autre cas rapporté par le même auteur est relatif à un vieillard qui avait des attaques de goutte depuis vingt-huit ans, lorsque survint un accès d'épilepsie *d'assez longue durée,* qui se renouvela six semaines après avec les mêmes caractères. La goutte articulaire qui avait disparu à l'approche des accidents nerveux se manifesta de nouveau de temps en temps.

Il est regrettable que Garrod ne soit pas entré dans une description un peu détaillée de ces crises épileptiformes de longue durée. L'épilepsie essentielle éclate en général sous forme d'attaques assez courtes qui, dans les cas graves et invétérés, s'enchaînent les les unes aux autres pour constituer l'état du mal. Par contre, dans le cours de certaines affections du rein, nous voyons survenir des accidents convulsifs qui simulent souvent et avec une ressemblance parfaite les attaques du mal comitial, et qui se distinguent précisément par leur longue durée habituelle et par leur répétition coup sur coup. Ces attaques d'éclampsie sont attribuées à une dépuration insuffisante du sang ; on les observe surtout dans la néphrite inters titielle atrophique. Or, nous avons vu, dans le chapitre précédent, que c'est là une complication habituelle de la goutte invétérée chez les sujets avancés en âge. C'est ce qui a fait dire à M. Fournier, dans sa thèse d'agrégation sur l'urémie, que « si l'on considère, d'une part, les altérations rénales développées par la goutte, d'autre part, si on étudie les symptômes de certaines formes de goutte, dites *gouttes rétrocédées* vers le cerveau, il ne paraît pas impossible que cette diathèse puisse développer des phénomènes d'urémie. » Nous ajouterons, pour notre part, qu'en présence d'une crise épilepti-forme éclatant chez un goutteux dans l'intervalle ou dans le cours d'une attaque articulaire, le premier soin du médecin sera de s'enquérir de l'état de la diurèse, de la quantité d'urine rendue par le malade dans les dernières vingt-quatre heures ; s'il vient à apprendre que les urines sont devenues rares, si l'emploi des réactifs appropriés y décèle la présence de l'albumine, il ne devra pas hésiter à voir dans la prétendue métastase vers le cerveau une attaque d'éclampsie urémique et il agira en conséquence pour le salut du malade. Jusqu'à preuve du contraire, l'épilepsie considérée comme manifestation directe de la diathèse goutteuse nous paraît être un mythe.

On peut se demander également si la céphalalgie, considérée comme une des manifestations de la goutte latente ou rétrocédée n'est pas, comme les accidents convulsifs, d'origine urémique ; nous reviendrons sur cette question en traitant des différentes formes de la goutte larvée et à propos de la migraine.

Reste la congestion et l'apoplexie cérébrales, qui seraient, au dire des auteurs, les formes habituelles de la goutte rétrocédée vers l'encéphale. A la suite d'une imprudence commise par un malade dans le cours d'une attaque de goutte franche, à la suite d'une application de froid sur la jointure douloureuse par exemple, on peut voir éclater des accidents apoplectiformes qui, par leur nature et leur durée passagère sont l'expression évidente d'un simple trouble circulatoire de l'encéphale. « Le malade, dit Gairdner, perd subitement connaissance, sa parole est imparfaite ou abolie, il paraît plongé dans un sommeil léthargique, son regard est vague, ses yeux brillants, son pouls plein et dur ; il comprend cependant quelques-unes des questions qu'on lui adresse et peut obéir même si ce qu'on lui demande peut être vite et facilement fait. » Si de pareils accidents viennent à se dissiper sans laisser de traces, avec le retour de la fluxion articulaire, nul doute qu'ils étaient la conséquence de la rétrocession de celle-ci. Cela ne veut pas dire qu'il y ait eu métastase dans le sens vulgaire du mot, c'est-à-dire transport de la matière morbide d'une jointure au cerveau. Non, il s'agit là d'effets vasculaires à distance, comparables à ceux qu'on voit survenir chez un sujet non goutteux à la suite d'une application violente de froid aux extrémités inférieures, à la suite de la brusque suppression du flux menstruel.

Il est aujourd'hui démontré qu'il existe des sympathies vaso-motrices entre certains départements vasculaires, que le spasme ou le relâchement des vaisseaux de telle ou telle région des téguments retentira sur la circulation de tel ou tel viscère, que la circulation de l'encéphale en particulier subit le contre coup de tous les troubles circulatoires des membres inférieurs, où est le siége habituel des manifestations articulaires de la goutte. C'est ainsi qu'il faut comprendre le développement de la goutte rétrocédée au cerveau.

Si maintenant on songe que l'athérome artériel est de règle chez les goutteux avancés en âge, qu'ils présentent en général un certain degré d'hypertrophie du cœur gauche développé sous l'influence de la néphrite interstitielle atrophique, il est facile de prévoir que le trouble de la circulation cérébrale causé par la rétrocession de la goutte articulaire aboutira volontiers à quelque rupture vasculaire dans le cerveau. C'est aussi ce que nous enseigne l'observation clinique. L'apoplexie cérébrale est une *complication* fréquente de la goutte invétérée, mais la rétrocession goutteuse ne joue par rapport à cette complication que le rôle de cause occasionnelle, elle n'arrive à produire la rupture d'un vaisseau que parce que celui-ci est devenu cassant sous l'influence de l'athérome, parce que des lésions concommittantes du cœur gauche créent des conditions favorables à cette rupture.

Il est très vraisemblable d'ailleurs que bien des fois des accidents comateux d'origine urémique ont dû être confondus avec des accidents apoplectiformes de la goutte rétrocédée au cerveau.

On a encore mentionné comme accidents métastatiques de la goutte rétrocédée au cerveau, le vertige. M. Durand-Fardel conteste cette relation pathogénique en se basant sur son expérience personnelle; il a pu se convaincre que le vertige, chez les goutteux, trouvait son explication dans l'anémie ou l'état pléthorique, dans les troubles dyspeptiques si fréquents chez ces malades, sans qu'il soit nécessaire de faire appel à l'intervention de la diathèse. Nous nous associons à ces remarques.

Quant aux accidents congestifs du côté des yeux, qui succèdent parfois à la rétrocession de la goutte articulaire provoquée par une application de froid sur la jointure douloureuse, il faut les ranger parmi ces phénomènes vasculaires à distance, d'ordre reflexe, dont nous parlions plus haut au sujet de la congestion cérébrale.

ACCIDENTS SPINAUX

Garrod admet la possibilité d'une fluxion ou d'une inflammation goutteuse des méninges spinales. Comme preuve, il mentionne le cas d'un malade « qui éprouvait des douleurs spontanées et de la sensibilité à la pression, au niveau de la partie supérieure de la colonne lombaire. Il y avait en même temps de l'hyperesthésie et de vives douleurs dans les jambes. Il existait enfin un affaiblissement en général très prononcé.

Pendant les quelques semaines que durèrent ces symptômes, la goutte se manifesta à plusieurs reprises, mais toujours avec une intensité modérée, dans les deux gros orteils. L'issue de la maladie fut des plus favorables. » Garrod en conclut qu'il s'agit là d'une inflammation goutteuse des enveloppes de la moëlle. Il ajoute que chez deux autres malades, la moelle paraissait avoir été affectée par l'inflammation goutteuse, mais à un moindre degré que chez le précédent.

A ce propos le professeur Charcot, dans les annotations dont il a illustré l'ouvrage de Garrod, évoque le fait rapporté par Todd (*Cycloped of anatom and physiolog*. T. IV. P. 721), d'une paralysie complète du mouvement et du sentiment des membres inférieurs, qui disparut peu de temps après que la goutte eut été *appelée* aux extrémités inférieures. Un autre médecin anglais, Begbie (*Contribution to practical medicina Edimburgh*, 1862. P. 24), aurait rapporté également des exemples d'affections spinales paraissant liées à la goutte.

Voilà qui est bien vague, pour autoriser l'hypothèse des métastases goutteuses du côté de la moelle et de ses enveloppes, surtout quand on songe au silence gardé sur ce point pendant ces dernières années si fécondes en découvertes dans le domaine de la pathogénie spinale.

On a rapporté ensuite des faits de paraplégie goutteuse liée à un ramollissement de la moelle, comme le fit voir l'autopsie. Graves a relevé des cas de ce genre ; en les mentionnant, Garrod se demande si ce ramollissement du tissu de la moelle était bien la conséquence de la goutte. Cela est en effet plus que douteux. M. Hayem (1) non moins réservé, se contente de ranger la goutte parmi les causes prédisposantes des hémorrhagies de la moelle (hématomyélie), et cette opinion lui a été inspirée par une observation de Crichett et Curling (*Transact of the pathol. Soc. of London.* T. II. P. 28), relative à un homme de 44 ans, bon viveur, goutteux, qui devint tout à coup paraplégique et qui succomba le quatrième jour à la gêne croissante de la circulation. A l'autopsie on trouva les méninges spinales congestionnées et dans l'épaisseur de la moelle, deux petits caillots pesant ensemble un drachme et situés entre les origines des deuxième et troisième paires dorsales.

Voilà tout ce que nous possédions en fait de documents positifs sur les affections spinales liées à la diathèse goutteuse, à l'époque où le professeur Charcot, dans ses leçons sur le rhumatisme et la goutte, considérait comme douteuse l'influence de cette diathèse sur le développement des maladies de la moelle. Depuis lors, une observation très intéressante de M. A. Olivier (2) est venue mettre hors de conteste l'existence de la goutte spinale. Ce médecin distingué a suivi un malade âgé de 45 ans, charpentier de son état, et qui, sans avoir subi aucune des influences étiologiques communément invoquées comme cause de la goutte, avait eu plusieurs attaques franches de cette maladie. Dans l'intervalle il avait eu des coliques néphrétiques et il avait subi avec succès la lithotritie. Au moment de son entrée à l'hôpital, cet homme présentait des tophus aux jointures des membres inférieurs et supérieurs ainsi qu'aux cartilages des oreilles, et dont plusieurs s'étaient fait jour à travers la peau. L'urine ne contenait ni sucre ni albumine, mais, sous le microscope, on y trouvait quantité de cristaux d'acide urique. L'examen des principaux appareils ne fit reconnaître l'existence d'aucune complication.

Plus tard, des accidents dyspeptiques éclatèrent, accompagnés d'un flux diarrhéique très douloureux. Le malade fut pris d'une

(1) HAYEM. Des Hémorrhagies intra-rachidiennes. P. 177. Thèse d'agrégation, 1872.

(2) A. OLIVIER. Contribution à l'Histoire de la Goutte spinale. Archives de physiologie. 1878. P. 454.

douleur en ceinture qui lui étreignait le cou, le thorax et l'abdomen, et de douleurs fulgurantes dans les membres. Il se mit à dépérir sous l'influence des troubles dyspeptiques et de la suppuration au niveau des tophus ulcérés. Bientôt il succomba dans le marasme. A l'autopsie, le cerveau et ses méninges furent trouvés intacts, point de dégénérescence athéromateuse des tuniques artérielles ; dans le canal rachidien, un épanchement de sang en forme d'anneau enveloppait la dure-mère au niveau de la deuxième vertèbre dorsale et des vertèbres lombaires. De plus, toute la surface antérieure et externe de la dure-mère, depuis la troisième vertèbre cervicale jusqu'au sacrum, était tapissée de petites granulations blanchâtres, confluentes, surtout sur la partie médiane, et qui se poursuivaient sur les gaînes des racines spinales. L'analyse micro-chimique démontra que ces granulations étaient formées d'urate de soude. De semblables petits concréments faisaient défaut dans l'intérieur des enveloppes de la moelle qui ne présentait d'ailleurs nulle trace d'altération morbide.

C'est avec juste raison que M. A. Ollivier a cité cette curieuse observation, unique en son genre, comme un exemple indiscutable de goutte viscérale spinale. Bien entendu, il n'y a eu là rien de métastatique. La diathèse urique goutteuse a frappé les méninges spinales au même titre que les articulations et les reins. Les dépôts d'urate de soude qui se sont formés dans ces conditions, autour des gaînes des racines nerveuses, ont occasionné les douleurs fulgurantes le long des membres et en ceinture, qui eussent pu faire croire, du vivant du malade, au développement de l'ataxie locomotrice. Un observateur moins judicieux en eut conclu sans doute que cette affection systhématique de la moelle peut être le fruit des déterminations morbides de la goutte.

GOUTTE LARVÉE

Nous venons d'étudier dans les pages qui précèdent les accidents variés qu'on a décrits comme des répercussions de la goutte sur les principaux viscères. Nous croyons avoir démontré que la plupart de ces accidents, loin d'être des métastases, ne sont que les manifestations révélatrices des lésions viscérales préexistantes qui compliquent habituellement la goutte, lorsque celle-ci dure depuis un certain temps. A cette étude des prétendues métastases goutteuses se relie étroitement celle des diverses formes larvées de la goutte.

Qu'entend-on par goutte larvée ? On a décrit sous ce nom des affections diverses, l'asthme, l'angine de poitrine, la migraine, les hémorrhoïdes, les dermatoses, englobées par M. Bazin dans la dénomination générique d'arthritides, sous prétexte qu'elles peuvent constituer des manifestations de la diathèse goutteuse latente dont elles précèdent les attaques arthritiques de plusieurs années. On est allé plus loin ; on a considéré ces prétendues manifestations de la goutte larvée et les accidents viscéraux et articulaires de cette maladie comme des manifestations similaires d'une seule et même diathèse : *la diathèse arthritique.*

Le procès de la diathèse arthritique de M. Bazin n'est plus à faire. Malgré l'autorité de ceux qui ont défendu et qui défendent encore cette conception issue des théories humorales du passé, on se refuse aujourd'hui à assimiler le rhumatisme à la goutte, à ne voir que des exanthèmes rentrés dans une foule de lésions viscérales sans lien commun et dont nous connaissons aujourd'hui les caractères anatomo-pathologiques, à considérer les affections les plus disparates comme les anneaux d'une même chaîne qui commence a l'herpès pour finir au cancer. Mais on est loin de faire aussi bon marché de la doctrine qui veut que des affections réputées diathésiques comme l'asthme, l'angine de poitrine, puissent servir de préface à la goutte. C'est une opinion assez généralement répandue encore parmi notre génération, que des accès d'asthme, d'angine de poitrine, de migraine, peuvent, à un moment donné, se métamorphoser en attaques de goutte, et ne sont dès lors que des manifestations larvées de cette diathèse. L'homme qui certainement a le plus contribué à la vulgarisation de cette doctrine des formes larvées de la diathèse goutteuse, c'est Trousseau. Les preuves cliniques, assez rares, d'ailleurs, qu'il en a données, méritent d'être prises en sérieuse considération. Nous allons les passer en revue en y joignant les faits épars du même ordre qu'on a publiés de différents côtés et en discutant la question doctrinale à propos de chacune de ces formes.

ASTHME

Trousseau ne mentionne que deux exemples de goutte dont les attaques furent pendant des années précédées par des accès d'asthme. C'est d'abord celui d'un jeune homme ayant toutes les apparences d'une brillante santé et qui ne comptait pas de goutteux dans sa famille. « Dans son enfance, de dix à quinze ans, il avait eu aux jambes une dartre humide qui disparut assez brusquement pour reparaître dix ans plus tard. Mais à partir de l'âge de dix-sept ans jusqu'à vingt et un ans, il avait été tourmenté par de fréquentes attaques d'asthme nerveux, qui, nous disait-il, en raison de leur violence le mettaient quelquefois aux portes du tombeau. La saignée était alors le seul moyen qu'on eut de le soulager. A vingt-un ans il fut pris d'un accès de goutte régulière, et depuis lors il n'eut plus d'asthme. Cependant comme il supportait impatiemment ses douleurs de goutte et qu'il voulait à tout prix en être débarrassé, il eut recours, à cet effet, aux préparations de colchique et aux arcanes funestes, tels que le sirop de Boubée, les pilules de Lartigue, la liqueur de Laville, remèdes si efficaces mais si dangereux aussi. Il fut délivré de la goutte, mais en moins de trois ans sa santé s'était profondément altérée. » Lorsque Trousseau revit ce malade, quelque temps après, ces accès étaient revenus sous l'influence de diverses médications, mais à un faible degré. Par contre il était devenu sujet à la migraine qui revenait par accès de deux à quatre heures tous les dix ou quinze jours ; les accès, suivant la comparaison pittoresque de Trousseau, étaient comme la monnaie des attaques de la goutte régulière.

Le second fait du même genre, rapporté par cet auteur, a trait à un homme de trente-cinq ans, asthmatique depuis l'âge de seize ans. Les attaques qui d'abord ne duraient pas moins de quinze jours, diminuèrent ensuite d'intensité, et la dernière, qui avait débuté par des accidents très modérés, s'était terminée le troisième ou le quatrième jour par un accès de goutte parfaitement régulière.

Vigla, il y a plus de trente ans *(Bulletin de la Société des hôpitaux,* 1849. T. I, p. 178), a relaté l'observation d'un malade qui en était à sa troisième ou à sa quatrième attaque de goutte, siégeant dans le gros orteil, lorsque la douleur disparut brusquement de la jointure, après l'administration du colchique. A minuit cet homme était dans un état voisin de l'asphyxie et il rendait avec peine des crachats semblables à ceux de l'apoplexie pulmonaire. Une saignée produisit un soulagement très marqué, mais pendant les cinq nuits qui suivirent, les accès de dyspnée se répétèrent. Rayer, qui vit le malade, fut convaincu qu'il était affecté d'un asthme goutteux bien caractérisé. Mais ce crachement de sang qui persista après la disparition des accès d'asthme, démontrait l'existence d'une sorte de fluxion collatérale du côté des poumons, telle qu'on la voit survenir par exemple à la suite de la brusque suppression du flux menstruel. Il est dit encore que ce malade fut pris d'une diarrhée violente et d'albuminurie, ce qui prouve qu'il était sous le coup des complications rénales que nous avons mentionnées plus haut comme habituelles chez les goutteux. Or, nous dirons tout-à-l'heure que dans le cours de la néphrite goutteuse on a précisément signalé, comme des manifestations assez fréquentes, des crises pseudo-asthmatiques. M. Gueneau de Mussy, un des partisans les plus convaincus de la parenté de l'asthme et de l'arthrite a rencontré, sur 17 individus asthmatiques, 6 qui avaient des ascendants atteints de goutte et de rhumatisme.

Pour M. Durand-Fardel « l'asthme est peut-être une des formes dont on a saisi le plus nettement la corrélation avec la goutte, soit ayant précédé les manifestations articulaires, soit alternant avec elle ou se développant à mesure qu'elles s'amoindrissent, soit se montrant comme état exclusif ou prédominant chez des sujets à qui des antécédents héréditaires et leur constitution propre semblaient promettre la goutte. »

M. G. Sée ne veut pas de l'asthme en tant que forme larvée de la diathèse goutteuse. Cet éminent clinicien n'admet de relations positives entre l'asthme et la goutte que lorsqu'il y a coïncidence parfaite de la disparition de l'arthrite avec le début de la dyspnée. Dans ces conditions il s'agit « d'une véritable métastase des principes goutteux sur le système nerveux central; or la matière morbide ne saurait être que le sang chargé d'acide urique. »

Garrod, un de ceux qui ont eu le plus d'occasions d'observer la goutte sous ses allures changeantes, ne mentionne même pas l'asthme parmi les formes anormales et larvées de la goutte, ni parmi les accidents métastatiques de la maladie rétrocédée. Il dit bien que la goutte larvée se présente quelquefois sous la forme d'une dyspnée assez violente pour donner de vives alarmes, et il ajoute qu'il a donné des soins à un malade *présentant un certain degré d'emphysème* et qui souffrait d'une dyspnée intense rebelle aux moyens usités contre ce genre d'accidents. La dyspnée se dissipa spontanément au bout de quelques jours pour faire place à une attaque de podagre.

Le commentateur de Garrod, M. le professeur Charcot, a soin de distinguer parmi les faits décrits sous le nom d'asthme goutteux, ceux où la dyspnée dépend de lésions pulmonaires permanentes, en particulier de l'emphysème, et ceux où les troubles respiratoires sont d'ordre purement nerveux et alternent avec les accidents articulaires de la goutte et qui seuls peuvent être considérés comme des manifestations larvées de cette diathèse.

En somme la forme asthmatique de la goutte larvée a été édifiée sur deux ordres de faits : Ceux où un individu est sujet dans sa jeunesse à des accès d'asthme nerveux, qui font place à un moment donné à des attaques de goutte franche ; et ceux relatifs à des goutteux qui, dans l'intervalle de leurs attaques articulaires, ont eu de temps à autre, quelquefois avec une certaine régularité, des accidents dyspnéiques, qu'à tort ou à raison on a pris pour des accès d'asthme. Pour les premiers on est en droit de se demander s'il ne s'agit pas d'une simple coïncidence, étant donné le grand nombre d'asthmatiques qui parviennent au terme de leur existence sans avoir jamais eu d'attaques de goutte. Quant aux faits de la seconde catégorie, ceux où les accès d'asthme alternent avec les accidents arthritiques de la goutte, ils nous suggèrent une remarque dont on ne saurait méconnaître la valeur, c'est que les goutteux ont tôt ou tard des lésions cardiaques et rénales sur lesquelles nous avons insisté précédemment ; c'est que ces lésions (dégénérescence graisseuse du myocarde, petit rein granuleux) ont pour manifestations habituelles des crises pseudo-asthmatiques qui, dans bien des cas, ressemblent, à s'y méprendre, aux accès de l'asthme essentiel. C'est là un point sur lequel différents cliniciens ont fait la lumière dans ces derniers temps. Or, il nous parait bien plus logique d'invoquer des lésions qui sont à peu près constantes chez les goutteux et qui expliquent de la façon la plus naturelle ces accès de dyspnée intercurrents, que de créer des relations mystérieuses entre l'asthme et la goutte pour le seul plaisir d'en faire des diathèses.

Nous croyons donc, jusqu'à preuve du contraire, que c'est dans les complications cardiaques et rénales de la goutte, qu'il faut rechercher la cause des accidents dyspnéiques qui éclatent dans le cours de cette maladie sans que les lésions pulmonaires nous en puissent donner la raison.

ANGINE DE POITRINE

« Un grand nombre d'observateurs, écrivent MM. Jaccoud et Labadie-Lagrave, ont été frappés de l'existence relativement fréquente de cette maladie chez les goutteux et, généralisant les faits observés, ils ont formulé la conclusion suivante : l'angine de poitrine est une manifestation de la maladie goutteuse. » Cette opinion a joui pendant longtemps de beaucoup de crédit, surtout en Allemagne et en Angleterre où la forme larvée de la goutte, se manifestant sous forme d'accès d'angine de poitrine, a été classée sous le nom de *Diaphragmatic gout*.

Trousseau est beaucoup moins affirmatif sur ces rapports de la goutte larvée et de l'angine de poitrine. Tout en admettant que chez certains individus cette névrose peut être une affection rhumatismale ou goutteuse, il estime qu'elle se développe au même titre que toutes les névralgies qu'on rencontre chez ces sortes de malades, sans qu'il soit nécessaire d'invoquer une rétrocession ou une répercussion (1). Il est vrai, qu'une autre fois il déclare implicitement que l'angine de poitrine peut être *l'expression de la diathèse goutteuse*, ce qui écarte toute idée d'une simple coïncidence entre les deux affections (2). Le seul fait qu'il rapporte à l'appui de l'origine goutteuse de l'angine de poitrine est relatif à un Sicilien, âgé de quarante-huit ans, homme grand et vigoureux, dont le père était sourd-muet et un peu goutteux, et dont l'aïeul maternel avait été tourmenté par une goutte des plus violentes. Dartreux et soumis à la migraine, ce malade eut une forte attaque de podagre qu'il com-

(1) Clinique médicale de l'Hôtel-Dieu, T. II. 535.
(2) Ibidem. T. III. p. 368.

battit par des applications de sangsues, par le colchique. L'attaque
avorta. Mais les accidents dyspeptiques dont le malade souffrait depuis longtemps s'exaspérèrent aussitôt, et il ne tarda pas à être pris
d'accès d'angine de poitrine. Ces accès ne duraient guère au-delà de
trois minutes, mais affectaient une telle violence que le malade
croyait chaque fois à sa fin prochaine. Bientôt l'état du malade s'a-
méliora en dehors de toute médication active. Trousseau a soin d'a-
jouter que le cœur et les gros vaisseaux, examinés avec le plus
grand soin, lui paraissaient dans l'état le plus normal.

Cette dernière remarque signifie évidemment que l'examen des
gros vaisseaux ne donnait nulle raison de croire à l'existence d'une
dilatation anévrismale de ces conduits, de même que la percussion
ou l'auscultation du cœur ne révélaient aucun signe d'une lésion
valvulaire ou d'orifice, d'une augmentation appréciable du volume
de cet organe ; l'on sait que les altérations des valvules aortiques,
le rétrécissement de l'orifice du même nom, les anévrismes de
l'aorte ascendante ont été invoqués, non sans raison, parmi les
causes *déterminantes* des accès d'angine de poitrine. Mais ce genre
de lésion, qui donne lieu à des signes stéthoscopiques appréciables
dans l'intervalle des accès est si peu la règle dans les cas d'angine
de poitrine, qu'on a longtemps considéré cette maladie comme une
névrose indépendante de toute altération appréciable de l'appareil
circulatoire. Aujourd'hui, l'opinion dominante veut que les accès
d'angine de poitrine reconnaissent pour cause immédiate une isché-
mie passagère, un état exsangue du muscle cardiaque. Ce trouble
circulatoire ne serait lui-même qu'une conséquenee de l'athérome
des artères coronaires ou de la *dégénérescence graisseuse du myocarde*.
Déjà Kreysig et Stokes avaient fait ressortir l'influence prépondérante de cette dernière lésion dans l'étiologie et la pathogénie de
l'angor pectoris. D'un autre côté, Jenner et Farry ont avancé que
dans cette maladie les altérations des artères coronaires étaient
constantes : des recherches plus récentes ont démontré, que si ces
assertions étaient exagérées, elles étaient néanmoins très près de la
vérité. Nous ajouterons que dans son récent traité des maladies du
cœur, M. le professeur G. Sée a expliqué de la façon la plus ingénieuse et la plus satisfaisante le mécanisme de ces ischémies passagères provoquées par la dégénérescence graisseuse du cœur ou par

l'athérome des artères coronaires, et qui ont pour expression clinique les accès de l'angine.

Voilà qui nous met à même de nous rendre compte de la fréquence relative de ce genre d'accidents chez les goutteux, sans faire appel ni à la transmutation des diathèses, ni à la répercussion, ni à la métastase. La cause prochaine des accès de *l'angor pectoris* réside dans un trouble circulatoire engendré par la dégénérescence graisseuse du muscle cardiaque ou par la dégénérescence athéromateuse des artères coronaires. Mais ce sont là des lésions dont nous avons proclamé la fréquence chez les goutteux. La dégénérescence graisseuse du cœur, nous l'avons dit, est de règle à une période avancée de la goutte ; il en est de même de la transformation athéromateuse des artères, et, si jusqu'ici on ne s'est pas inquiété de les rechercher spécialement sur les vaisseaux artériels du cœur, il n'y a pas de motifs de supposer que ceux-ci en restent indemnes. D'ailleurs l'une et l'autre dégénérescence, celle qui atteint le myocarde et celle qui intéresse les vaisseaux du cœur, échappent à nos moyens d'investigation physique. Du vivant des malades nous sommes réduits à en soupçonner l'existence, mais nous ne connaissons pas de signes stéthoscopiques qui nous permettent de les diagnostiquer avec certitude. Dire d'un sujet, que l'examen du cœur et des gros vaisseaux n'a rien fait découvrir d'anormal, ce n'est donc pas éliminer l'intervention de l'une de ces lésions dans le développement des crises cardiopathiques.

Et de fait, rien ne paraît plus logique et plus naturel que d'invoquer la dégénérescence graisseuse du cœur et au besoin, l'altération athéromateuse de ses artères, pour expliquer les angines de poitrine qui peuvent survenir chez les goutteux. Déjà, il y a 15 ans le professeur Charcot émettait cette opinion (1). « Il est incontestable, écrivait cet éminent pathologiste, que les symptômes qui appartiennent à cette lésion cardiaque (dégénérescence graisseuse des parois musculaires), ont été mis souvent sur le compte de la goutte viscérale. Tels sont, par exemple, les accès d'asthme cardiaque avec tendance à la syncope et suppression momentanée du pouls (Hervez

---

(1) Traité de la Goutte de GARROD, traduction de M. OLLIVIER. Paris 1867, p. 562. — Note de M. CHARCOT.

de Chégoin) ; certains états apoplectiformes, accompagnés parfois d'une hémiplégie passagère (Laws, Cheyné) ; *les douleurs vives de la région précordiale s'irradiant le long du bras et simulant ainsi l'angine de poitrine* qui, pour cette raison peut-être, a été souvent considérée comme une affection d'origine goutteuse. Cette même thèse a été soutenue par M. le professeur Germain Sée dans l'ouvrage que nous citions plus haut. En parlant de la théorie allemande qui rattache l'angine de poitrine à la diathèse goutteuse, ce savant clinicien fait remarquer que si celle-là affecte souvent les goutteux, elle est pourtant loin d'être constante chez eux et que, d'autre part, ces malades sont habituellement affectés de lésions cardiaques ou vasculaires » (1).

Nous n'hésitons pas à préférer cette interprétation, en parfait accord avec les enseignements de la physiologie et de la pathologie, à l'hypothèse sans fondement, qui voit dans l'angine de poitrine le résultat d'un transport de la goutte sur le diaphragme.

CÉPHALALGIE. — MIGRAINE.

Garrod, dans son traité de la goutte, rapporte l'histoire d'une dame âgée de soixante ans, qui le consulta au sujet d'un mal de tête très intense, dont elle souffrait depuis dix-sept jours, par intervalles assez périodiques ; les crises duraient environ une heure, puis cessaient pendant deux ou trois heures pour reparaître ensuite. Pendant les deux derniers jours, le mal de tête avait été continu, lorsque soudain il se dissipa pour faire place, à quelques heures d'intervalle, à une douleur non moins vive du gros orteil gauche. La partie douloureuse devint rouge, luisante, chaude et tuméfiée ; bref, cette dame eut une attaque franche de podagre. Garrod ajoute qu'une seconde attaque éclata quelques mois après, sans être précédée de céphalalgie.

De l'avis de Trousseau (2) «la migraine périodique précédée de malaises, accompagnée de vomissements qui, avec la douleur de

(1) Du Diagnostic et du Traitement des Maladies du Cœur. — Paris, 1879, p. 240.

(2) TROUSSEAU. Clinique médicale. T. III, p. 364.

tête, la caractérisent et qui ne dure en général que quelques heures, »
est une des manières d'être de la goutte larvée. Cette opinion se
trouve exprimée en maint passage des écrits de l'illustre clinicien et
pourtant il ne cite qu'une seule observation à l'appui ; c'est l'histoire bien connue du fameux major anglais sujet à des accès de migraine qui revenaient avec une périodicité parfaite tous les quinze
jours, et toujours à la même heure. Cette migraine, le malade l'avait
contractée lors d'un séjour aux Antilles. Pour l'en débarrasser,
Trousseau le mit à l'usage des pilules écossaises à hautes doses.
Sous l'influence de ces purgatifs répétés, les attaques perdirent de
leur périodicité et de leur fréquence, mais ce fut au détriment de la
santé générale ; quelque temps après cet homme eut une première
attaque de goutte qui fut vigoureusement combattue à l'aide des
antiphlogistiques. La santé de l'infortuné major alla en déclinant.
Une nouvelle attaque de podagre survint avec tous les caractères de
la goutte molle, atonique. Le malade eut deux attaques d'apoplexie
et fut emportée par la seconde.

Voilà tout ce que nous avons pu découvrir en fait d'observations
authentiques et détaillées de migraine ayant pendant plus ou moins
longtemps servi de masque à la diathèse goutteuse. Les adhésions à
la doctrine de Trousseau ne manquent pas il est vrai. Presque tous
les auteurs qui ont écrit sur la migraine affirment les relations de
cette névrose avec la goutte, celle-ci se transformant en celle-là par
voie d'hérédité. Nous citerons entre autres Gubler et son collabora-
teur M. Bordier qui, dans leur article *migraine* du *Dictionnaire encyclopédique des sciences médicales,* font de cette maladie l'une des manifestations de la diathèse arthritique au même titre que la goutte
dont elle serait sœur, suivant la pittoresque expression de Trousseau.
Le professeur Hirtz (1), dans un travail du même genre, représente
également la migraine comme pouvant être, chez certains sujets, le
triste héritage légué par des parents goutteux. Mais un peu plus loin
il ajoute que « la migraine est trop souvent vierge de tout élément
diathésique, pour qu'il soit permis d'en faire une maladie humorale
dans le sens propre du mot, et, ce que l'on considère comme une
migraine goutteuse arthritique, dartreuse, peut n'être qu'une simple
migraine chez un goutteux, un rhumatisant ou un dartreux.

(1) HIRTZ. Dictionnaire de Médecine et de Chirurgie pratiques. Art. migraine.

Enfin, nous ajouterons que dans les travaux les plus récents sur les maladies des reins, on mentionne la migraine parmi les manifestations de la néphrite interstitielle chronique (petit rein granuleux) qui est connu encore sous le nom de rein goutteux, tant cette complication rénale est fréquente chez les malades affectés de la goutte, comme nous l'avons déjà dit. Il se pourrait donc que beaucoup de goutteux ne soient sujets à la migraine que parce qu'ils ont les reins lésés et que, par suite, les fonctions dépuratives s'accomplissent mal chez eux.

HÉMORRHOIDES.

Déjà Galien, dans le titre II des *Epidémies*, proclamait que « les hémorrhoïdes dissipent, de même que les varices, les souffrances de la goutté et les douleurs des articulations.» Cette opinion s'est religieusement conservée à travers les siècles, et aujourd'hui encore, il ne manque pas de médecins qui révèrent dans les hémorrhoïdes un émonctoire chargé de débarrasser l'organisme de toutes sortes d'humeurs âcres et morbifiques ! Au dix-septième siècle, Stahl ne fit que commenter cette idée en créant sa théorie du mouvement fluxionnaire qui se déplace d'un organe à l'autre, pour produire tantôt la turgescence des veines du rectum, tantôt une attaque de goutte ou de rhumatisme ou tout autre métastase. Depuis Stahl, Musgrave et Stoll jusqu'à ces derniers temps, on n'a cessé de croire que les hémorrhoïdes peuvent se transformer en manifestations diverses de la diathèse rhumatismale ou goutteuse. Trousseau ne s'est point fait faute de ranger les hémorrhoïdes parmi les différentes manières d'être de la goutte larvée, à côté de la gravelle, de l'asthme, de la migraine et des névroses en général. Des chirurgiens comme Velpeau ont partagé ces vues sur les rapports des hémorrhoïdes avec la diathèse arthritique ou goutteuse.

Aujourd'hui les progrès de l'anatomie normale et pathologique ont fait justice de ces idées vitalistes. On ne voit plus dans les hémorrhoïdes que des veines ayant subi une dilatation variqueuse sous l'influence d'une gêne circulatoire qui empêche le sang de refluer des racines dans le tronc de la veine porte, et de là, dans le système veineux de la grande circulation. On a recherché, sans parti pris, les causes de cette gêne d'ordre mécanique, et on est arrivé à reconnaître que la doctrine fluxionnaire n'était qu'un rêve dangereux. Les chirurgiens de notre époque s'accordent, en effet, à refuser toute vertu salutaire aux hémorrhoïdes qui ne sont jamais bonnes à conserver, pour peu qu'elles causent de gêne à celui qui en est affecté. Le temps n'est plus où le médecin se contentait de féliciter un malade réduit au dernier degré de l'anémie par des flux hémorrhoïdaires répétés, en lui énumérant toutes les maladies plus ou moins arthritiques dont il se trouvait préservé.

C'est à M. Gosselin que nous devons surtout de connaître la véritable nature d'une affection qui, on ne saurait trop le répéter, n'est que le fait d'une gêne mécanique de la circulation d'un réseau veineux, prédisposé par sa texture et son siége aux dilatations variqueuses. Voici d'ailleurs comment l'éminent chirurgien de la Charité s'exprime sur les rapports des hémorrhoïdes avec la diathèse goutteuse. « On a établi une certaine relation entre les hémorrhoïdes et la goutte, en disant que la coïncidence fréquente de ces deux maladies s'expliquait par une action particulière du principe goutteux sur les veines hémorrhoïdales. J'avoue qu'une pareille action me paraît bien difficile à démontrer par conséquent à admettre. Quand les goutteux ont des hémorrhoïdes, n'est-ce pas parce qu'ils ont en même temps de la constipation et des occupations sédentaires qui favorisent la stase dans les veines du rectum, plutôt qu'à cause d'une atteinte de ces veines par la goutte elle-même » (1).

C'est aussi l'opinion défendue par MM. Jaccoud et Labadie-Lagrave dans leur travail sur la goutte ; « la constipation, disent-ils, est presque constante chez les goutteux ; sous l'influence de la difficulté de la circulation des matières fécales, le cours du sang veineux se trouve gêné dans les parties inférieures de l'intestin ; de là des hémorrhoïdes dont la fréquence a sans doute été exagérée par l'école de Starck. »

Nous nous permettons d'ajouter que si la vie sédentaire, les écarts de régime, la constipation opiniâtre suffisent à rendre compte de la fréquence des hémorrhoïdes chez les goutteux, une part dans le développement de cette complication revient certainement aux affec-

(1) GOSSELIN. Leçon sur les Hémorrhoïdes. Paris 1866.

tions du foie telles que la congestion chronique, la cirrhose qui sont, nous l'avons dit, loin d'être rares chez ces malades.

DERMATOSES

Bazin confondant le rhumatisme et la goutte sous le nom d'arthritis, a décrit sous le nom *d'arthritides* les dermatoses qu'il considérait comme des déterminations morbides provoquées du côté de la peau par l'une de ces deux maladies. Il avoue d'ailleurs que la distinction des arthritides rhumatismales et goutteuses, pour n'être pas absolument impossible, constitue un problème des plus difficiles. Enfin il fait rentrer dans le cadre des arthritides, toutes sortes de dermatoses, qui ne se distinguent des éruptions semblables, ayant une autre origine, que par des caractères secondaires portant sur la disposition, le groupement, le siége des lésions cutanées.

La théorie des arthritides, ainsi comprise, ne compte plus que de rares partisans depuis qu'on s'accorde à considérer le rhumatisme et la goutte comme des affections absolument dissemblables, séparées pour ainsi dire par un abîme. Mais on en continue pas moins d'admettre que les goutteux sont prédisposés à certaines dermatoses, que celles-ci sont des manifestations directes de la diathèse, qu'elles peuvent alterner avec les accidents du côté des jointures ou précéder de longtemps les attaques arthritiques, être en un mot l'expression d'une goutte larvée. Des observations nombreuses démontrent en effet la fréquence de l'eczéma, du prurigo, du psoriasis, du lichen, chez les goutteux. Rayer, Holland, Garrod, Graves, Trousseau, Golding-Bird, ont publié des faits qui témoignent en faveur d'une parenté étroite entre les dermatoses et les manifestations ordinaires de la goutte. Ainsi, Holland *(medical notes and reflections.* 1839. p. 129.) affirmait qu'il avait vu chez beaucoup de goutteux le psoriasis alterner avec les attaques du côté des jointures et quelquefois en prévenir le retour. Graves, dans ses cliniques, raconte l'histoire d'une dame goutteuse, qui tous les jours, à la même heure, était prise d'une chaleur au nez laquelle persistait pendant cinq ou six heures. En même temps la peau du nez devenait d'un rouge vif et cette rougeur envahissait peu à peu la partie supérieure du visage et s'accompagnait d'une sensation désagréable.

Garrod donne comme étant fréquents chez les goutteux, l'eczéma chronique, le psoriasis, le prurit anal, le prurigo chez les femmes arrivées à la ménopause. Il relate à ce propos le cas d'un gentleman « qui avait éprouvé dans un court espace de temps plusieurs accès de goutte articulaire. Sous l'influence d'un traitement approprié, l'affection des jointures disparut complètement ; mais quelques mois après une éruption d'eczéma se développa d'abord sur les oreilles, puis sur l'un des coudes, et elle s'étendit ensuite à tout un côté de la face et à d'autres parties du corps. Le mal ne fit qu'empirer sous l'influence de la médication arsénicale ; il céda, au contraire, à un traitement institué dans le but de combattre la diathèse goutteuse. »

Trousseau citait parmi les affections cutanées qui peuvent constituer une des manières d'être de la goutte larvée certaines formes d'eczéma et de lichen chroniques. Il avait vu, disait-il, des exemples nombreux de cette transformation de la goutte vulgaire en dermatoses ; il mentionna entre autres celui d'un de ses amis, littérateur distingué, sujet depuis longtemps à des attaques de goutte dont l'affranchissait par moments l'apparition d'éruptions cutanées.

Golding-Bird *(De l'urine et des dépôts urinaires. Trad. française,* p. 109. Paris 1856.) a vu plusieurs fois des goutteux condamnés au lit par des attaques du côté des jointures, dont les jambes étaient couvertes d'une éruption eczémateuse, avec exsudation abondante qui, en se desséchant, laissait déposer des cristaux microscopiques d'urate de soude.

Willau a observé cette même alternance entre les attaques de goutte et le psoriasis palmaire, et Gintrac, dans son cours de pathologie interne, en citant l'auteur anglais, ajoute qu'il a vu lui-même le lichen, le prurigo et l'eczéma se développer dans les mêmes circonstances chez des goutteux avancés en âge.

Mais la signification attribuée à ces faits par Bazin a été contestée par le professeur Hardy, qui s'est posé en adversaire résolu de la théorie des arthritides érigées en une classe nosologique définie.

Du moment qu'on considérait certaines dermatoses comme des manifestations du principe goutteux, au même titre que les acci-

dents du côté des jointures, il était naturel qu'on pensât à les rattacher à la même cause que ceux-ci, à la saturation du sang par l'a-
cide urique et à l'élimination de cette matière irritante par la peau.
La démonstration directe de cette hypothèse a été tentée par Gigot-
Suard *(Bulletin de la Société d'hydrologie médicale de Paris, 1868)*,
qui a fait prendre à une jeune fille dyspeptique, pendant quinze jours
environ, de l'acide urique à la dose de 0^{g}10. A la suite de ce traitement quelques pustules d'ecthyma se montrèrent aux mains et à la
face. Le même auteur prétend avoir pu constater la présence de l'a-
cide urique dans les vésicules; les bulles et les squames de goutteux affectés d'éruptions eczémateuses, bulbeuses et psoriasiques.
Nous avons dit plus haut que Golding-Bird a fait la même constatation, et Malmsten *(Schmidt's Iahrb. T. CV, p. 6.)* a pu également
reconnaître la présence de cristaux d'acide urique dans les bulles
d'un goutteux affecté de pemphigus.

M. Fernet *(Thèse d'agrégation, Paris, 1869)* estime ces preuves
insuffisantes pour autoriser à conclure que la cause des éruptions,
chez les goutteux, réside dans l'élimination de l'acide urique par la
peau. « Si, dit-il, l'individu chez lequel se développe un eczéma ou
un pemphigus est atteint de diathèse urique, je ne m'étonne pas
que la sérosité qui remplit les vésicules ou les bulles formés sur la
peau contiennent de l'acide urique, puisque cette sérosité provient
du sang et que le sang en contient des quantités notables ; je ne
m'étonne pas plus de trouver là de l'acide urique que je ne suis surpris d'en trouver dans la sérosité du vésicatoire.... Je ne nie pas
que la diathèse urique puisse produire des éruptions cutanées ; je
dis que le fait ne me paraît nullement démontré. »

Que les dermatoses en question soient ou non le fait de l'élimination de l'acide urique par la peau, une chose n'est pas contestable, c'est leur fréquence chez les goutteux, et leur alternance
avec les accidents arthritiques. Sur ce point, les observations les
plus dignes de foi sont en parfait accord. Et ce qu'il importe surtout
de retenir des arguments nombreux invoqués en faveur de l'origine
identique des manifestations articulaires et des éruptions cutanées
chez les goutteux, c'est que les unes et les autres sont justiciables
du même traitement. « Les préparations alcalines, a dit Bazin (1)

(2) BAZIN. — Arthritides. — Dictionnaire encyclopédique des sciences
médicales T. VI. p. 388.

occupent la première place dans le traitement des arthritides, » et c'est aussi l'avis de Cazenave, de Devergie, de Gibert, de Trousseau, de Garrod, de MM. Jaccoud et Labadie-Lagrave. Nous reviendrons sur ce sujet en parlant du traitement de la goutte en général.

On a signalé encore comme complications de la goutte parvenue à une période avancée, les anthrax, les phlegmons, les érysipèles. La prédisposition à ces accidents cutanés qui n'ont rien à voir avec la goutte larvée, implique évidemment un état de dénutrition profonde des tissus. On la retrouve d'ailleurs chez les diabétiques et les albuminuriques affectés de la néphrite chronique. Il est possible que chez les goutteux ces accidents sont en partie sous la dépendance de la complication rénale.

CONCLUSION

Dans les chapitres qui précèdent, nous nous sommes attachés à mettre en lumière l'abus qu'on a fait des métastases et des formes larvées de la goutte. Nous croyons avoir justifié, en invoquant le témoignage des cliniciens et des anatomo-pathologistes les plus compétents, la proposition énoncée au début de ce travail comme quoi la plupart des accidents considérés comme des manifestations de la goutte larvée sont produits par des lésions organiques préexistantes, complications habituelles mais nullement nécessaires de la goutte invétérée. De ces complications, il en est deux qui exercent sur l'évolution de la goutte une influence prépondérante ; c'est la dégénérescence graisseuse du cœur précédée ou non d'hypertrophie, et l'atrophie granuleuse du rein (néphrite interstitielle chronique, rein goutteux), à côté desquelles il convient de placer la cirrhose hypertrophique du foie, moins fréquente et plus silencieuse.

Nous avons vu que les accidents connus sous le nom de goutte remontée au cœur, les attaques congestives du côté du cerveau, la syncope sont imputables aux lésions cardiaques, qu'il en est encore de même de l'aveu de M. Charcot et de M. G. Sée, des accès d'angine de poitrine qu'on observe chez un certain nombre de goutteux.

La migraine, moins fréquente chez ces malades qu'on ne le croit communément, les convulsions épileptiformes comptent parmi les accidents urémiques les plus communs de l'atrophie granuleuse du rein, qui ne fait presque jamais défaut chez les goutteux de vieille date. On en peut dire autant des crises pseudo-asthmatiques, et si l'on tient compte de la rareté des faits où l'asthme a précédé les premières manifestations de la goutte on ne saurait voir dans la première une forme larvée de la seconde.

Nous avons dit que la fréquence des hémorrhoïdes qui n'ont pas le moindre lien de parenté direct avec la diathèse goutteuse s'explique par des raisons toutes naturelles : excès de table, constipation habituelle, cirrhose du foie, qui sont une source d'entraves pour la circulation intra-abdominale ; d'où dilatation variqueuse des veines hémorrhoïdales.

Si nous ajoutons que le régime défectueux qui intervient pour une large part dans l'étiologie de la goutte, l'alimentation de luxe qui préside maintes fois à l'éclosion de cette maladie et qui engendre du même coup la pléthore abdominale est une cause puissante de troubles dyspeptiques qu'on a confondus indistinctement avec les répercussions viscérales, nous demanderons ce qui reste des fameuses métastases ?

Il n'est pas à nier que la brusque suppression de la fluxion articulaire, lors d'un accès de goutte franche, puisse amener des phénomènes congestifs à distance du côté du cerveau, du foie et du rein, des contractions spasmodiques des organes creux se manifestant sous forme de viscéralgies, de crampes d'estomac, etc. Nous avons déjà dit que toute modification violente de la circulation périphérique amène de ces effets à distance dont la localisation varie avec le lieu d'application de l'agent perturbateur.

Il n'est personne d'ailleurs pour nier l'inopportunité et les dangers d'une intervention énergique contre les manifestations régulières de la goutte franche. Mais autre chose est de ne voir dans tous les accidents, dans tous les états morbides qui peuvent se montrer chez un goutteux, que des mouvements fluxionnaires, des déplacements d'un principe morbide. On arrive ainsi à personnifier la diathèse goutteuse sous la forme d'un être capricieux qu'il faut bien s'abstenir d'irriter ; on en fait une sorte de *noli me tangere* devant lequel le médecin n'a plus qu'à désarmer. On condamne aveuglément le traitement général de la goutte, sans tenir compte de la période de la maladie et de l'état du malade ; du même coup on ferme les yeux sur les complications possibles, presque constantes à un moment donné, et qui menacent directement l'existence du goutteux. Or, nous le demandons à tous les médecins non prévenus, n'est-il pas plus raisonnable et plus digne de notre rôle de distinguer chez un goutteux les accidents qui dépendent de la saturation des humeurs par un principe morbide et qui sont justiciables dans une certaine mesure d'un traitement approprié, des accidents fortuits engendrés par une complication qui a d'autant plus de chance de se rencontrer que la goutte dure depuis un temps plus long ?

Le traitement général qui ne consiste pas seulement dans l'administration de substances médicamenteuses, mais qui comprend aussi des mesures diététiques, pourra retarder sinon prévenir le développement des complications dont meurent le plus souvent les goutteux. Le médecin a donc doublement avantage à s'inspirer de ces principes, puisque tout en s'attaquant à la racine du mal, à l'altération des humeurs pour éloigner les manifestations arthritiques de la goutte, il se préoccupera de la prophylaxie des accidents dûs à l'accumulation de l'acide urique dans les humeurs et que les vices de régime et une hygiène défectueuse feront éclater tôt ou tard chez ces malades.

Pour nous résumer, et pour rendre plus claire notre pensée, nous dirons donc que sans méconnaître l'existence des métastases goutteuses et le danger d'une intervention intempestive contre les manifestations régulières de la goutte franche, nous croyons que leur fréquence et leur importance ont été considérablement exagérées au détriment des accidents bien autrement redoutables que font naître les complications viscérales, et en première ligne, les lésions du cœur et des reins. La brusque rétrocession d'un accès de podagre engendrera, sans doute par le mécanisme des réflexes vasculaires, une fluxion du côté du cerveau, des poumons, du foie et des reins, ou bien encore un trouble d'innervation du côté du cœur, des contractions désordonnées de l'estomac. Mais ces accidents qui surviennent le plus ordinairement dans les premières périodes de la goutte sont, en général, plus effrayants que graves. Ils se dissipent aussitôt qu'on a rappelé la fluxion articulaire à la jointure intéressée.

Bien autrement graves sont les accidents qui éclatent plus sou-

vent peut-être dans l'intervalle que dans les cours des attaques de
goutte et qui reconnaissent pour cause immédiate une dégénéres-
cense du muscle cardiaque, une dépuration insuffisante du sang par
suite de l'atrophie du rein. Alors nous voyons se produire des syn-
copes mortelles, un accès d'angine de poitrine, une hémorrhagie
cérébrale quand un certain degré d'hypertrophie cardiaque favori-
sée par l'atrophie du rein se rencontre avec de l'athéromacie des
artères de l'encéphale, de la dyspnée sous forme d'accès d'asthme
et qui est évidemment d'origine urémique, des convulsions éclamp-
tiques de même nature, etc. Et, on ne saurait trop le répéter, ces
accidents qu'on englobe indifféremment sous la dénomination de
goutte remontée ou déplacée sont plus souvent provoqués par une
imprudence, que par la rétrocession d'un accès de podagre.

Un exemple fera bien saisir l'importance que nous attachons à
cette distinction : qu'un malade en proie aux violentes douleurs
d'une attaque de goutte franche ait recours, pour se soulager, à
quelque remède énergique qui supprime brusquement les manifestations articulaires, cet homme ressentira aussitôt une étreinte violente à la poitrine, il sera en proie à une agitation et à une anxiété
très vives et se sentira défaillir. Mais la disparition de ces accidents
suivra de près le retour spontané ou provoqué de la fluxion articulaire. Combien d'exemples de terminaison mortelle survenue dans
ces conditions a-t-on cités jusqu'à ce jour ? Mais prenons cet autre
malade affligé d'une goutte chronique, plus ou moins impotent par
suite des déformations de ses jointures. Un jour, pressé par une
envie que personne dans l'entourage ne songe à réprimer, il se jette
sur quelque aliment indigeste, il avale une tasse de lait froid, une
boisson glacée et quelques instants après il succombe à une syncope mortelle. Il n'y avait pas, dans ce second cas, de fluxion articulaire à déplacer, mais il y avait un cœur gras qui devait s'abattre
au premier choc. Les exemples de cette nature ne manquent pas.
Eh bien, nous le demandons encore une fois, est-il permis de
confondre ces deux ordres d'accidents, par pur respect pour la tradition qui fait plâner au-dessus de la tête du goutteux la terrible
métastase toujours prête à le châtier de sa confiance dans les médecins et leurs remèdes !

ÉTIOLOGIE

L'étiologie de la goutte est beaucoup moins bien connue qu'on ne se le figure généralement. Sur presque tous les points nous en sommes réduits à des affirmations courantes consacrées par la tradition, mais qu'une analyse rigoureuse des faits a toutes plus ou moins ébranlées.

Nous rappellerons d'abord que, de l'aveu de tous les observateurs, l'hérédité joue un rôle puissant dans le développement de la goutte. Il y a quelque quarante ans, cette question attira la sollicitude de l'Académie de médecine et fit l'objet d'une sorte d'enquête confiée à une commission. Les résultats portaient que sur 80 goutteux mentionnés dans le rapport de la commission, il s'en trouvait 34 chez lesquels l'influence de l'hérédité était bien manifeste. Garrod déclare que dans sa pratique hospitalière il a retrouvé l'influence de l'hérédité sur la moitié des goutteux et il ajoute que s'il avait fait intervenir dans cette statistique les résultats de sa pratique civile, cette proportion eut été encore plus forte.

Est-ce à dire qu'il faille, à l'exemple de certains auteurs anglais, voir dans la goutte une affection toujours héréditaire ou du moins congénitale, ce qui revient à nier la goutte acquise ? Non, il suffit d'avoir interrogé un certain nombre de goutteux, pour se convaincre de l'exagération de cette doctrine qui ne pouvait manquer de sourire aux partisans acharnés des diathèses. Garrod en appelait à sa longue expérience pour déclarer que la goutte acquise peut, en Angleterre, apparaître souvent chez des individus d'un âge peu avancé. Nous ne craignons pas d'affirmer pour notre part, ce que d'ailleurs met en évidence la statistique citée plus haut, qu'en France, l'influence de l'hérédité, considérable sans doute, est moins accusée, moins fréquente encore que chez nos voisins d'outre-Manche.

Cela étant, occupons-nous des causes attribuées à la goutte acquise. On a incriminé deux sortes d'influences, les unes inhérentes au régime alimentaire et à l'hygiène de l'individu, les autres représentées par certaines intoxications.

Quant aux premières, elles sont très complexes. C'est à tort qu'on a cru pouvoir les résumer dans ces deux mots, *alimentation de luxe*.

Nous savons aujourd'hui que dans certains pays, en Angleterre par exemple, la goutte est fréquente chez les ouvriers de certains corps de métier à l'abri de toute intoxication professionnelle et dont l'alimentation n'a rien de luxuriant. Budd *(The librairy of medecine. T. V, p. 218)*, cité par Garrod en donne comme exemple les ouvriers employés sur la Tamise à l'extraction du sable : « Ce travail expose les ouvriers à toutes les intempéries et nécessite un grand déploiement de force musculaire ; en raison de cela, il leur est alloué une très forte ration de boissons fermentées. Chaque homme boit de 9 à 13 litres et demi de porter par jour, et généralement en outre une quantité considérable de spiritueux ; à part cette consommation énorme de boissons fermentées, leurs habitudes et leur genre de vie sont ceux de la plus basse classe de Londres. La goutte est remarquablement fréquente chez ces ouvriers, et bien qu'ils ne forment pas un corps nombreux, plusieurs d'entre eux sont admis à l'hôpital des gens de mer, atteints de cette affection. » Les ouvriers en question étant pour la plupart originaires d'Irlande, pays où la goutte est très rare, toute prédisposition héréditaire se trouve par cela même écartée.

A plusieurs reprises, des observateurs allemands ont signalé les allures particulières de la goutte chez les individus appartenant aux classes peu aisées de la société. En pareil cas on trouve la plupart des lésions goutteuses, les tophus, les dépôts d'urate de soude dans les cavités articulaires, les lésions cardiaques et rénales, sans que jamais ces malades aient eu des attaques de goutte proprement dites. Des faits de ce genre ont été mentionnés par Virchow (1) et plus récemment par Ebstein dans un mémoire que nous avons cité à plusieurs reprises. Il est possible que si on tenait compte de ces particularités, on arriverait à reconnaître que la goutte est moins rare dans les classes pauvres qu'on ne le suppose généralement. C'est du moins l'opinion exprimée par Virchow.

Toujours est-il que la goutte se rencontre chez des individus sans qu'une alimentation très raffinée puisse être mise en cause, et sans qu'intervienne une intoxication professionnelle. Où chercher alors le corps du délit ? Garrod a insisté sur ce que chez des individus

(1) VIRCHOW'S. Archiw. T. 44, p. 137.

appartenant à un même milieu social, soumis aux mêmes conditions d'hygiène, faisant usage d'une alimentation semblable, la fréquence de la goutte est manifestement influencée par la nature des boissons. Mieux que personne il a étudié ce sujet, et voici les conclusions générales auxquelles il est arrivé :

Les boissons *distillées* sont impuissantes, ou peu s'en faut, à engendrer la disposition goutteuse. C'est ce qui explique la rareté de la goutte en Irlande, en Ecosse, en Russie, en Danemark, dans l'Allemagne du Nord, où le peuple boit presque exclusivement du wisky, de l'eau-de-vie de grains et d'autre provenance.

Au contraire, l'abus des boissons *fermentées* exerce une telle influence sur le développement de la goutte, qu'on est en droit de se demander, au dire de Garrod, si l'homme privé de ces boissons eut jamais connu cette maladie.

Mais les diverses boissons fermentées ne possèdent pas au même degré ce triste privilége. En tête, Garrod place les vins spiritueux tels que le porto, le xérès, le madère ; il a soin de rappeler d'ailleurs que « ceux qui font de ces vins un usage habituel, peuvent se procurer en même temps d'autres jouissances et en particulier le luxe de la table, circonstances *additionnelles,* bien propres à aider au développement de la goutte. »

Viennent ensuite les bières fortes, en tête desquelles, de l'aveu de tous les auteurs anglais, il faut placer le *porter* et le *stout*. Les bières amères ordinaires, à très hautes doses, peuvent conduire au même résultat. C'est ce que démontrent les faits de goutte publiés par les allemands, et où cette influence est souvent relevée. M. Charcot, dans ses annotations à l'ouvrage de Garrod, rappelle que Tood, dans ses *clinical lectures* (1857, p. 400), appelait la bière *l'aliment par excellence* de la goutte.

Les vins légers, tels que le bordeaux, le vin du Rhin, le champagne, peuvent provoquer des accès chez un sujet déjà goutteux, mais non créer la maladie de toutes pièces. Garrod se hâte d'ajouter qu'il n'en est plus de même lorsqu'il s'agit des meilleures qualités de ces mêmes vins ; car alors l'abus, surtout lorsqu'il s'y joint une nourriture animale trop abondante, peut engendrer directement la goutte.

Il semble en être de même du cidre pris en très grandes quantités.

Voilà pour les boissons. Faut-il, comme il résulte des citations empruntées ci-dessus à Garrod, n'accorder aux aliments solides qu'un rôle purement adjuvant dans le développement de la goutte ? C'est là une question à laquelle il est difficile de faire une réponse catégorique. Il est certain que la goutte frappe beaucoup d'individus qui, par leur situation sociale, sont en quelque sorte condamnés à un régime plantureux dans lequel les viandes, et surtout les viandes de haut goût, entrent pour la plus large part. En discutant la nature de la goutte, nous verrons combien il est naturel de tenir compte, dans l'explication du mécanisme intime de cette maladie, de la nature de l'alimentation, non seulement au point de vue de sa richesse en principes azotés susceptibles de se transformer en acide urique, mais aussi au point de vue des principes aromatiques qui communiquent à telle ou telle viande un goût spécial. On a trop négligé cette influence étiologique de l'alimentation proprement dite, sous prétexte que les gens adonnés à la bonne chère sont forcément adonnés à l'abus des boissons fermentées, ce qui est loin d'être toujours vrai.

L'influence des habitudes sédentaires n'est pas davantage contestable. Sydenham, qui était sujet à la goutte, a écrit que cette maladie a autant de prédilection pour les gens d'esprit que pour les riches : « *articularis hicce morbus quod mihi aliisque solatio esse possit, divites plures interemit quam pauperes, plures sapientes quam fatuos.* » Il n'est personne assurément pour affirmer que la goutte est un brevet d'esprit, la marque d'une intelligence supérieure; mais depuis Sydenham, on se plaît à ranger l'abus des travaux intellectuels parmi les causes de la goutte, et on invoque à ce propos l'influence mystérieuse du système nerveux sur la nutrition. N'est-il pas plus raisonnable de penser que si les travaux de l'esprit prédisposent à la goutte, c'est parce que ceux qui s'y adonnent avec ardeur se privent le plus souvent de l'exercice physique nécessaire au jeu régulier des combustions organiques ?

En résumé, pour ceux qui admettent que la goutte peut être acquise en dehors de toute influence héréditaire, et nous sommes du nombre, les causes capables d'engendrer directement cette maladie (en excluant toute intoxication) se résument dans l'abus de certaines boissons fermentées, dans une alimentation trop riche en principes azotés, dans une dépense insuffisante de force musculaire et pour quelques-uns dans l'abus des travaux intellectuels. A tort ou à raison on a incriminé encore les excès vénériens.

Hérédité. — L'influence de l'hérédité, avons-nous dit, n'est pas contestable. Pour quelques-uns, elle résume toute l'étiologie de la goutte. C'est ainsi que Braun, un médecin de Wiesbaden, prétend n'avoir jamais rencontré un goutteux qui ne comptât parmi ses ascendants directs des victimes de la podagre. Nous avons vu que Garrod a retrouvé l'influence de l'hérédité chez plus de la moitié de ses goutteux; Scudamore l'a constaté chez 34 sur 77, Gairdner chez 40 sur 156. Naturellement toutes les causes qui passent pour provoquer l'explosion de la goutte acquise favorisent l'apparition de la première attaque chez les sujets entachés de la prédisposition héréditaire. Mais il est établi aussi que la première attaque peut éclater sans raison apparente. Ebstein en cite des exemples dans son récent mémoire.

Age. — La goutte est chose tout à fait exceptionnelle chez les enfants. Sydenham, Heberden, Garrod et d'autres encore affirment que cette maladie n'apparaît jamais avant la puberté. Pourtant Trousseau l'a observée chez un petit garçon de six ans, et Debout (*Union médicale* 1869-1873), a rapporté plusieurs cas relatifs à des enfants de 10 à 15 ans.

En thèse générale, la première attaque de goutte ne se montre pas avant l'âge de 20 ans. Une statistique de Scudamore porte que sur 62 goutteux,

6 eurent leur première attaque entre	10	et	25 ans.
17	—	—	25 — 30
14	—	—	30 — 40
13	—	—	40 — 45
2	—	—	45 — 50
6	—	—	50 — 55
3	—	—	55 — 60
1	—	—	60 — 65

Un exemple célèbre de l'apparition tardive des premiers accidents de la goutte est celui de Franklin qui ressentit les premières atteintes de la maladie à l'âge de 75 ans.

Sexe. — La rareté de la goutte chez les femmes est un fait bien avéré. Dans la statistique donnée par la commission de l'Académie de Médecine, dont il a été question plus haut, les hommes figurent au nombre de 78 et les femmes au nombre de 2 seulement sur un ensemble de 80 goutteux. Tout ce qu'on a dit pour expliquer cette anamolie rentre dans le domaine de l'hypothèse.

Constitution. — Cullen, après avoir déclaré que la goutte est particulière aux hommes d'un tempérament cholérico-sanguin ou mélancolique, se hâte d'ajouter que néanmoins il est très-difficile de traiter cette matière avec une précision convenable. En réalité aucun tempérament, aucune constitution ne met à l'abri de la goutte, mais il est généralement reconnu que parmi les goutteux il s'en rencontre beaucoup qui, avec une corpulence accusée, présentent des muscles bien développés et tous les attributs du tempérament sanguin ; c'est le cas surtout chez ceux qui semblent avoir acquis la goutte en dehors de toute prédisposition héréditaire.

Climat. — La goutte est très-fréquente en Angleterre, elle l'est moins en France, beaucoup moins en Allemagne et en Russie. Elle est rare en Italie et en Espagne, et à peu près inconnue dans les pays chauds. On a voulu voir dans cette distribution géographique un argument en faveur d'une influence puissante du froid humide sur le développement de la goutte. Ce raisonnement perd toute valeur quand on songe que la goutte, fréquente à Londres, est très-rare en Ecosse et en Irlande ; que, rare de nos jours en Italie, elle était très-répandue dans l'antique Rome, à l'époque de la décadence des mœurs.

Intoxication saturnine. — La question de savoir si l'intoxication saturnine professionnelle peut à elle seule développer la goutte, est loin d'être résolue. On peut dire que depuis le travail critique de M. Charcot, paru en 1863 dans la *Gazette hebdomadaire*, cette question n'a pas avancé d'un pas, comme le démontre l'aperçu historique qui va suivre.

En 1854, Garrod *(Médical chirurgical transaction.* Vol. XXVI), attira l'attention du public médical sur la fréquence des antécédents saturnins chez les goutteux traités dans son service hospitalier. Dans une statistique précise qu'il fit paraître plus tard, le médecin de Londres relevait sur un ensemble de 51 goutteux admis à se faire soigner à l'hôpital d'*University college*, 16 peintres en bâtiments ou plombiers qui avaient eu à des époques antérieures des accidents saturnins. En remontant dans les écrits des médecins anglais qui avaient porté leur attention sur le saturnisme professionnel et sur la goutte, on trouve des accidents et des faits confirmatifs de ceux relatés par Garrod ; ainsi dans les publications de G. Musgrave, de Burrowes, de Falconner, de Begbie, de Pary. Voici par exemple un « essai sur les eaux de Barth », de Falconner, cité par M. Charcot, dans sa revue critique. « Les eaux de Barth sont de la plus grande utilité dans le traitement des affections goutteuses qui succèdent quelquefois à la colique du Poitou, et qui ont été observées et décrites par le docteur Musgrave et le docteur Huaham », et cet autre passage des écrits de Pary, qui, sous le titre de *Gout from lead*, écrivait, il y a près de soixante ans : « J'observe qu'après la paralysie saturnine, des malades d'âge moyen, d'ailleurs auparavant bien portants, sont très sujets à éprouver des accès de goutte dans les membres. » Barlow, Todd, ont cité des faits du même genre et ce dernier signalait les peintres en bâtiment comme fournissant le plus fort contingent à la catégorie des goutteux traités dans les hôpitaux de Londres.

Ce concours de témoignages produits par les médecins de Londres contraste avec le silence gardé partout ailleurs sur les relations étiologiques de l'intoxication saturnine. Ni dans les autres contrées de l'Angleterre, ni en France, ni en Allemagne, on n'avait rien signalé de semblable, et pourtant les occasions d'observer les ravages multiples du saturnisme professionnel étaient aussi fréquentes dans nos grandes cités qu'à Londres, et pourtant les manifestations de cette intoxication n'avaient jamais été mieux étudiées et décrites que par Tanquerel des Planches dans un travail resté classique. Déjà Garrod et après lui M. Charcot avaient été frappés de ces considérations et s'étaient demandés si les conditions hygiéniques toutes spéciales dans lesquelles se trouve placée la population ouvrière de Londres, la prédominance du régime animal, l'abus de certaines bières fortes, du *porter* et du *stout*, n'interviennent pas pour une large part dans la fréquence de la goutte chez les individus adonnés aux professions incriminées plus haut. De nombreuses observations comparatives faites dans les localités où l'hygiène particulière aux ouvriers de Londres ne pouvait être mise en cause, devaient seules résoudre le problème. Les recherches faites d'abord dans cette voie par M. Charcot n'avaient pas abouti à des résultats bien décisifs. Il est vrai que cet éminent médecin terminait son article critique par des renseignements concernant vingt malades admis dans l'espace de deux mois soit à la Charité, soit à l'Hôtel-Dieu, pour y être traités de maladies saturnines bien déterminées et invétérées pour la plupart.

« Plusieurs de ces malades, le tiers environ, ont assuré avoir éprouvé des douleurs articulaires qui s'étaient développées pour la première fois plus ou moins longtemps après le début de l'intoxication plombique. Ces douleurs multiples ou bornées à une seule articulation étaient accompagnées de gonflement, de rougeur et d'une incapacité plus ou moins absolue de mouvoir le membre ; elles étaient par conséquent bien distinctes de celle que détermine l'arthralgie saturnine. Le plus souvent, faute de données suffisantes, nous avons dû nous abstenir de nous prononcer sur la nature de ces arthropathies. Dans deux cas cependant, elles avaient occupé exclusivement les articulations métatarso-phalangiennes des gros orteils et s'étaient montrées, à plusieurs reprises, sous forme d'accès à début brusque, durant chaque fois une quinzaine de jours environ, et rappelant en un mot le type classique de la goutte articulaire aiguë » (1). M. Charcot ajoutait aussitôt qu'il n'accordait pas plus de confiance qu'il ne convient à un diagnostic fondé presque exclusivement sur les renseignements fournis par les malades.

Dès lors, on s'est borné à publier çà et là des observations de goutte chez des saturnins ; nous citerons celles de M. Bucquoi (*Union médicale*, 1868, n° 74), de M. Bricheteau (*Gazette des hôpitaux*, 1870, n° 74), de Wilks (*Guy's Hospital Reports*, 1870, t. XV), celle de M. Clermont, relatée dans la thèse d'agrégation de M. J. Renaut, sur l'intoxication saturnine chronique. Dans ce dernier travail, le saturnisme est représenté comme capable seulement de favoriser l'éclosion de la goutte chez un sujet entaché de la prédis-

(1) CHARCOT, loc. cit., p. 439.

position héréditaire, ou placé dans les conditions hygiéniques défectueuses qui président au développement de la goutte acquise. La question reste donc entière.

ANATOMIE PATHOLOGIQUE

Les lésions goutteuses proprement dites résident dans une infiltration d'un certain nombre de tissus cartilages, os, synoviales, tendons, peau, rein, méninges spinales par l'urate de soude. Cette infiltration uratique des tissus solides est elle-même sous la dépendance de l'accumulation de l'acide urique dans les humeurs et en particulier dans le sang des goutteux. Il sera question de cette altération humorale dans le chapitre consacré à l'étude de la nature de la goutte. Dans les lignes qui vont suivre, nous ne nous occuperons que des lésions des solides.

Lésions articulaires. Ces lésions peuvent se résumer dans ces quelques mots : infiltration d'urate de soude dans les différents tissus, cartilages, os, synoviales, ligaments, tendons, qui composent la jointure envahie par l'inflammation goutteuse.

Mais cette infiltration n'envahit pas du même coup les différents tissus. Elle commence par les *cartilages,* et peut rester limitée à cette partie de la jointure. « La formation d'un dépôt cristallisé d'urate de soude dans l'épaisseur du cartilage diarthrodial constitue, en définitive, le fait primordial et fondamental, dans le processus de l'arthropatie goutteuse. Elle paraît avoir lieu dès la première attaque, tandis que les dépôts uratiques de la membrane synoviale, ceux qu'on rencontre dans l'épaisseur des ligaments, du tissus cellulaire sous-cutané, des tendons, etc., se produisent secondairement et correspondent par conséquent à un degré plus avancé de la saturation. » (Charcot).

De plus, l'infiltration uratique n'envahit pas uniformément et d'emblée toute l'épaisseur du cartilage diarthrodial. *Elle débute toujours par la surface libre* qui limite la cavité articulaire et, d'une façon plus précise, par le centre de cette surface, pour s'irradier ensuite vers la périphérie et la profondeur du cartilage. Sur des tranches minces de cartillage incrustré d'urate de soude, obtenues en

allant de la surface libre vers l'os, on constate que rarement l'infiltration s'étend au-delà des deux tiers de l'épaisseur du cartilage,
et le plus souvent elle reste bien en deçà de cette limite. C'est-à-
dire que la portion du cartilage en communication directe avec les
petits vaisseaux de la jointure est la dernière envahie par l'infiltration uratique qui atteint son apogée dans les parties les moins vasculaires. Déjà Budd avait fait cette remarque que les dépôts d'urate
de soude reculent en quelque sorte devant les vaisseaux sanguins.
Si nous insistons sur ces détails, c'est qu'ils ont, à notre avis, une
certaine importance dans l'explication pathogénique des accès de
goutte.

A l'œil nu, cette incrustation uratique du cartilage articulaire se
présente tantôt sous l'aspect d'une nappe blanchâtre uniforme,
comme si la surface libre du cartilage était recouverte d'une mince
couche de plâtre, tantôt sous forme d'ilots crayeux disséminés sans
ordre, mais dont les plus vastes siègent au centre de cette surface.
A première vue il semble que ces dépôts crayeux soient formés par
des particules amorphes ; mais sous le microscope, on reconnaît
sans peine que ces dépôts sont constitués en partie par des petits
cristaux disposés en touffes qui s'entrecroisent dans les couches superficielles, tandis que vers la profondeur elles sont disposées côte
à côte et dessinent de véritables festons. Garrod croyait que ces
dépôts uratiques étaient exclusivement inter-cellulaires, c'est-à-
dire respectant les cellules cartilagineuses. Les recherches de
MM. Charcot et Cornil ont démontré que c'était là une erreur.
Les particules cristallines ne se rencontrent à la vérité que dans la
masse inter-cellulaire du cartilage, mais l'urate de soude amorphe
se dépose aussi bien *dans l'intérieur* des cellules cartilagineuses qu'à
leur pourtour. Lorsqu'on dépose de l'acide acétique sur une coupe
verticale pratiquée dans un cartilage ainsi incrusté, les dépôts d'urate
de soude ne se dissolvent que lentement et dans un certain ordre.
Dans un cas qui a servi aux recherches de MM. Charcot et Cornil,
ces deux observateurs distingués ont constaté « que les cristaux et
la masse amorphe contenus dans la substance intermédiaire du cartilage disparaissaient les premiers, en laissant les cellules de cartilages noirs et comme incrustés. Puis la membrane des cellules com-
mençait à paraître, et les urates contenus dans son intérieur étaient

dissous jusqu'au noyau qui restait opaque. Enfin, le noyau et en dernier lieu le nucléole devenaient transparents » (1).

Quand les dépôts uratiques envahissent toute l'épaisseur du cartilage diarthrodial, on en peut trouver jusque dans le tissus spongieux des épiphyses des os. Cruveilhier, dans son Traité d'Anatomie pathologique, avance que de pareils dépôts se rencontraient même loin des cartilages, dans l'épaisseur d'os, tels que l'astragale, le calcanéum, la rotule. Garrod contredit cette assertion : « Toutes les fois, ajoute-t-il, que j'ai rencontré dans le tissu osseux un dépôt d'urate de soude, il était en connexion immédiate avec un dépôt de même nature développé sur un cartilage articulaire. »

La synoviale est souvent épaissie, sèche, vascularisée, lorsque l'articulation malade a été le siége de fluxions goutteuses répétées. Dans les franges formées par la séreuse articulaire, surtout dans les plus grosses, on aperçoit des grains blanchâtres, visibles à l'œil nu, formés également par de l'urate de soude comme le démontre l'analyse micro-chimique. Des grains de même nature peuvent se rencontrer dans la synovie qui en devient moins visqueuse et plus opaque. M. Charcot mentionne une observation de Rouget (*Comptes-rendus de la Société de Biologie* 1859, p. 137), où des cellules épithéliales incrustées d'urate de soude s'étaient détachées de la synoviale dans la cavité articulaire.

Les ligaments, les fibro-cartilages et les tendons qui avoisinent la jointure goutteuse renferment le plus souvent dans leur épaisseur des amas d'urate de soude disséminés sans ordre. Dans le cas qui a fait l'objet des recherches de MM. Charcot et Cornil, les grains de matière amorphe déposés dans les tissus fibreux péri-articulaires étaient en quelque sorte enchatonnés par du tissu conjonctif condensé tout autour d'eux.

A côté de ces lésions goutteuses proprement dites, constituées par des dépôts uratiques dans les cartilages diarthroïdaux, les épiphyses et les autres tissus de la jointure, on peut rencontrer d'autres lésions tout-à-fait accidentelles. Ainsi, l'immobilité prolongée, l'envahissement de la cavité articulaire par la matière crayeuse

____

(1) CHARCOT et CORNIL. Comptes-rendus et mémoires de la Société de Biologie, 1862.

peuvent engendrer l'ankylose. Brodie, Charcot ont cité des cas où l'altération velvétique, l'usure des cartilages, les végétations osseuses, en un mot les altérations propres à l'arthrite rhumatismale chronique se rencontraient sur la même jointure avec les lésions goutteuses. Mais ce sont là des exceptions qui ne font que confirmer la règle formulée par Garrod que la *formation d'un dépôt d'urate de soude est un caractère constant de l'inflammation goutteuse*. Le médecin anglais a cité des observations irrécusables démontrant que chez les goutteux, les infiltrations uratiques ne se rencontrent que dans les jointures qui ont été le siége des accidents caractéristiques de l'attaque de goutte, et qu'une seule attaque laisse à sa suite des traces bien accusées.

Tophus. — Les tophus sont des dépôts sous-cutanés d'urate de soude; de même que les dépôts osseux, ils reconnaissent toujours pour point de départ un foyer uratique intra-articulaire. Rien d'étonnant dès lors qu'ils aient pour siége d'élection le pourtour des jointures, le pavillon de l'oreille, les paupières, les ailes du nez. Au niveau des articulations, ces tophus peuvent atteindre jusqu'au volume d'un œuf de poule. Elles se développent de préférence à la face dorsale de la main, au niveau des premières articulations phalangiennes et des articulations métacarpo-phalangiennes. La peau qui les recouvre leur est souvent adhérente; mais elles jouissent d'une certaine mobilité dans le sens transversal, ce qui permet de les distinguer sans peine des nodosités du rhumatisme chronique, qui font corps avec l'extrémité osseuse. Les concrétions tophacées péri-articulaires sont tantôt à large base, tantôt pédiculées. Par la pression qu'elles exercent sur les épiphyses des os, elles amènent des déformations des jointures qui, suivant Charcot, n'ont rien de régulier, ne peuvent être rattachées à ces types bien déterminés qu'on observe dans le rhumatisme noueux. A côté de cela, il se produit des subluxations qui reconnaissent pour cause la rétraction spasmodique des muscles occasionnés par les douleurs articulaires. Les déformations qui prennent naissance dans ces conditions, lorsqu'elles affectent une disposition symétrique sont volontiers confondues avec celles du rhumatisme noueux.

D'après Garrod, les concrétions tophacées se rencontrent sur l'oreille externe plus fréquemment que partout ailleurs. La recherche de ces tumeurs en ce point a d'autant plus d'importance, que leur apparition précède dans bien des cas celle de la première attaque articulaire. Ainsi Garrod rapporte l'observation d'un malade chez lequel des concrétions tophacées se montrèrent à l'oreille externe cinq ans avant la première attaque de goutte ; M. Charcot mentionne un fait analogue.

Le plus souvent les tophus de l'oreille sont plus petits qu'une tête d'épingle, mais ils peuvent atteindre jusqu'aux dimensions d'un pois. Tout d'abord ils ont une consistance molle ; à ce moment de leur évolution, une piqûre en fait sortir un liquide laiteux dans lequel l'analyse chimique démontre la présence de l'urate de soude. Puis ils prennent une consistance de plus en plus ferme, se fondent avec la substance du cartilage en l'entourant d'un réseau vasculaire. Mais là ne s'arrête pas leur évolution, comme l'a fort bien observé M. Charcot (Comptes-rendus de la Société de Biologie 1861, page 47) : « Les concrétions dures de l'oreille externe se détachent tôt ou tard par suite d'un travail d'élimination qui s'effectue d'ailleurs souvent sans que la peau présente le moindre indice d'inflammation. Alors une petite fossette représentant en quelque sorte le moule externe de la concrétion marque pendant longtemps le lieu où celle-ci existait. Dans les cas où la matière tophacée demi-molle est renfermée dans une espèce de kyste, ce dernier persiste fréquemment après l'évacuation de son contenu, sous forme d'une tumeur arrondie, percée à son sommet d'un petit pertuis. On prévoit aisément que la constatation des pertes de substances ou des petites tumeurs kystiques que les tumeurs tophacées laissent après qu'elles ont été éliminées, pourraient dans certaines circonstances aider au diagnostic. »

Quelquefois ces concrétions tophacées, après leur rupture, donnent lieu à de véritables abcès fistuleux avec écoulement continu de pus mélangé d'urate de soude. Cet écoulement aurait une signification salutaire dans bien des cas, en ce qu'il met les malades à l'abri des accès de goutte. « Plusieurs fois, dit Garrod, j'ai vu la guérison d'un abcès de ce genre être bientôt suivie d'un violent accès de goutte siégeant sur quelque autre partie du corps, ce qui montre bien qu'en pareils cas les ulcères remplissaient, pour ainsi dire, le rôle de soupapes de sûreté. » Un malade entre autres était repris de douleurs articulaires chaque fois qu'on lui appliquait des topiques astringeants sur un semblable abcès fistuleux qui donnait issue à une trainée purulente mélangée d'urate de soude.

Les concrétions tophacées des ailes du nez et des paupières sont très rares à observer. Dans ses annotations au livre de Garrod, M. Charcot en cite quelques exemples.

Concrétions uratiques dans d'autres organes. — Nous avons parlé des dépôts uratiques dans les méninges rachidiennes chez un sujet dont l'observation a été publiée par M. Ollivier, des concrétions uratiques au niveau des cartilages du larynx observées chez des goutteux par Garrod, Virchow. Ce sont là des raretés pathologiques qui n'ont qu'un intérêt de curiosité.

Les faits de concrétions uratiques dans les enveloppes du cerveau (Gairdner), dans les poumons, sont considérés comme sujets à caution.

Lésions du rein. — Nous en avons déjà parlé dans un chapitre antérieur ; nous rappellerons que ces lésions sont de deux espèces :

1º Des dépôts uratiques qui se forment dans la substance médullaire, plus rarement dans la substance corticale du rein et qui n'ont pas grande signification clinique ;

2º Les lésions de la néphrite interstitielle chronique, qui aboutissent à l'atrophie granuleuse des deux reins (petit rein rouge). Elles sont tellement fréquentes, pour ne pas dire constantes, à une période avancée de la goutte, qu'on les considère comme faisant partie intégrante de cette maladie envisagée dans l'ensemble des phases de son évolution. C'est une complication avec laquelle il faut compter, car beaucoup des accidents considérés comme des métastases ou des formes larvées de la goutte lui sont imputables. Nous avons longuement insisté sur ce point, et nous y reviendrons au chapitre du traitement.

Lésions cardio-vasculaires. — La dégénérescence graisseuse du myocarde est peut-être une complication goutteuse aussi fréquente que l'atrophie granuleuse du rein. On en peut dire autant de l'athérome artériel. Etant donnée l'extrême fréquence de l'hypertrophie du ventricule gauche dans l'atrophie granuleuse du rein, dans la *néphrite goutteuse*, cette dégénérescence graisseuse du myocarde doit évidemment masquer dans bien des cas l'hypertrophie préexistante. Il est assez étonnant que cette hypertrophie ait échappé à l'attention des auteurs qui ont écrit sur la goutte. Il est vrai qu'on la trouve signalée dans plus d'une des observations de goutteux disséminées dans les monographies et les revues. Ainsi l'hypertrophie cardiaque est mentionnée dans les deux observations qui ont fait l'objet de l'intéressant mémoire de MM. Charcot et Cornil à la Société de Biologie sur *les altérations anatomiques de la goutte*. (Comptes-rendus et mémoires de la Société de Biologie, 1864).

Ces lésions cardio-vasculaires ont une influence comparable à celle de l'atrophie rénale sur le développement des accidents dits métastatiques. On comprendra d'ailleurs que la coexistence de l'athérome artériel et de l'hypertrophie cardiaque suffit à expliquer la fréquence relative de l'hémorrhagie et du ramollissement cérébral chez les goutteux.

M. Schroeder van der Kolk a signalé comme curiosité pathologique l'envahissement des parois des veines par des dépôts d'urate de soude, et l'obstruction de leur lumière par la matière tophacée.

Lésions hépatiques. — Le foie, chez les goutteux, est sujet à des congestions passagères au moment des attaques, congestions passagères qui peuvent entraîner des troubles circulatoires durables, et engendrer ce qu'on est convenu d'appeler l'engorgement chronique.

D'autre part on a signalé, dans ces derniers temps, des cas de cirrhose hypertrophique du foie chez des goutteux. Cette particularité mérite d'attirer l'attention des cliniciens. En effet, on attribue au foie un rôle important dans la formation de l'acide urique. Il est naturel que dans ces conditions on se soit demandé, à l'exemple de M. Charcot, si une hypertrophie du foie impliquant une suractivité fonctionnelle de cette glande ne pourrait entraîner une production exagérée d'acide urique, la *lithémie,* autrement dit si la goutte ne peut pas se montrer à titre d'affection symptômatique d'une cirrhose hypertrophique du foie ? Mais il est tout aussi naturel d'admettre que celle-ci est la conséquence des congestions hépatiques répétées qu'on observe chez les goutteux. Des observations nouvelles pourront seules trancher cette question qui ne manque pas p'une certaine importance pratique.

DIAGNOSTIC

Le diagnostic de la *goutte aiguë franche* n'offre pas en général de grandes difficultés. La seule affection qui pourrait être à la rigueur confondue avec la goutte aiguë, c'est le rhumatisme articulaire. Or il existe entre les manifestations de ces deux maladies des caractères différents trop tranchés pour laisser place à une telle confusion. Ces caractères, Trousseau les a bien fait ressortir dans le parallèle qu'il a tracé de main de maître, entre les attaques de la goutte et celles du rhumatisme articulaire aigu.

Dans la goutte, presque toujours les petites articulations sont seules affectées au début et, quatre fois sur cinq, c'est le gros orteil d'un seul côté. Le rhumatisme, au contraire, frappe d'emblée plusieurs articulations à la fois, et de préférence les grosses jointures.

L'attaque de goutte ne donne lieu qu'à des poussées fébriles éphémères ; dans les intervalles des accès, les phénomènes généraux prémonitoires et concomittants se dissipent aussitôt et une fois l'attaque passée, le goutteux retourne bien vite à une santé parfaite. Nous parlons bien entendu de ce qui se passe lors des premières attaques de la goutte franche, non tourmentée par une intervention intempestive. Dans le rhumatisme articulaire aigu, la fièvre atteint toujours un degré élevé, malgré les sueurs abondantes qui déterminent une réfrigération intense à la surface des téguments. Le mouvement fébrile persiste *uno tenore*, et il ne tombe qu'avec la disparition de la fluxion articulaire. Enfin pour peu que l'attaque articulaire aiguë ait duré quelque temps, elle laisse à sa suite une anémie profonde qui persiste pendant des semaines.

Dans le rhumatisme articulaire les douleurs se manifestent surtout à l'occasion des mouvements et elles sont sous la dépendance d'un épanchement de sérosité dans la jointure, épanchement qui se traduit par des signes physiques bien connus. La fluxion articulaire est essentiellement erratique, et dans le cours d'une attaque un peu prolongée, elle visite souvent tour à tour les principales jointures. Dans la goutte, la douleur est passagère mais plus violente et les paroxysmes éclatent à heure fixe, alors que la jointure envahie est au repos complet. Ces accès douloureux s'accompagnent d'un empatement des parties molles qui persiste après la crise, sans épanchement articulaire appréciable. Par contre l'attaque laisse souvent à sa suite des dépôts tophacés péri-articulaires, tout à fait caractéristiques, vu que jamais on ne les a observés à la suite d'une attaque de rhumatisme. Ajoutons que la goutte est dans une certaine mesure l'apanage des riches, qu'elle a une prédilection marquée pour l'homme, qu'elle est une maladie de l'âge mûr ; tandis que le rhumatisme est fréquent chez les individus des classes pauvres, exposés à toutes les intempéries ; il frappe indifféremment les sujets des deux sexes et se rencontre surtout dans le jeune âge et dans l'adolescence.

En outre, le rhumatisme articulaire se complique très-souvent d'une inflammation des séreuses du cœur (endocarde, péricarde) et prédispose ainsi aux affections valvulaires : au contraire la goutte, nous avons insisté sur ce point, retentit exclusivement sur l'appareil contractile du cœur, sur le muscle cardiaque.

Enfin, signe pathognomonique, la goutte se caractérise par une accumulation d'acide urique dans le sang, altération humorale qu'on ne trouve dans aucune des formes du rhumatisme articulaire aigu ou chronique. « Le présence d'un excès d'acide urique dans le sang, dit à ce propos M. Charcot, sépare nettement la goutte nonseulement du rhumatisme articulaire aigu, ce qu'avait déjà pleinement démontré Garrod, mais aussi, d'après mes propres recherches, des diverses formes du rhumatisme articulaire chronique. »

Il ne faut pas perdre de vue d'ailleurs que cette altération du sang n'appartient pas en propre à la goutte, qu'on la rencontre dans l'intoxication saturnine par exemple, dans la néphrite parenchymateuse chronique, etc.

La difficulté devient plus grande encore lorsqu'il s'agit de distinguer les formes chroniques du rhumatisme et de la goutte. Lorsque la goutte passée à l'état chronique n'a pas donné lieu à la formation de dépôts tophacés péri-articulaires, on s'expose à la confondre avec le rhumatisme subaigu. Comme le fait remarquer Garrod les phénomènes extérieurs sont les mêmes et dans les deux cas la réaction fébrile est minime, les jointures sont peu tuméfiées, et la peau qui les recouvre présente sa teinte normale. En pareille circonstance il faut s'enquérir de l'âge auquel se sont développés les premiers accidents, de leur évolution, autrement dit de l'ordre dans lequel les diverses jointures ont été envahies, des antécédents héréditaires, du genre de vie. Il faut surtout ne pas négliger l'analyse chimique du sang, qui révèlera dans le cas d'une arthrite goutteuse la présence de quantités appréciables d'acide urique dans cette humeur, et un examen minutieux des régions qui sont le siège habituel des concrétions tophacées. Cet examen portera avant tout sur le pavillon de l'oreille externe, car, nous l'avons dit dans le chapitre précédent, il arrive bon nombre de fois que des tophus aux oreilles précèdent l'apparition des premières manifestations arthritiques de la goutte.

Les mêmes considérations s'appliquent au diagnostic de la goutte et du rhumatisme noueux. Mais dans ce dernier cas le simple examen des jointures envahies par les nodosités d'Heberden mettra un observateur tant soit peu attentif à l'abri de toute erreur. En effet, les nodosités dans le cas de rhumatisme articulaire, font corps avec les extrémités osseuses de la jointure, tandis que les concrétions tophacées sont sous-cutanées et jouissent d'une mobilité transversale manifeste. De plus, les nodosités d'Heberden se développent de préférence autour des petites jointures de la main, surtout autour des articulations métacarpo-phalangiennes de l'index et du medius ; elles occupent une disposition symétrique qui ne se retrouve pas pour les concrétions tophacées de la goutte dont le siège de prédilection est différent. Enfin les déformations qu'entraînent ces saillies anormales sont différentes dans les deux cas. Dans la goutte « les doigts, lorsqu'ils se déjettent par le fait de la pression qu'exercent sur eux les tumeurs tophacées, ne présentent pas ces déformations d'ensemble et pouvant être rapportées à un certain nombre de types déterminés qu'on rencontre dans le rhumatisme noueux » (Charcot). Puis les extrémités osseuses ont conservé leurs rapports normaux, contrairement à ce qui arrive dans le rhumatisme noueux où les doigts par exemple, déjetés sur leur côté externe, rejetés en arrière, sont maintenus en état de subluxation par la rétraction spasmodique des muscles qui viennent s'y insérer.

Enfin dernier caractère qui a sa valeur, si la goutte est rare chez les femmes, rare chez les sujets appartenant aux classes pauvres, c'est tout le contraire qui arrive pour le rhumatisme noueux.

PRONOSTIC

La goutte franche ne tue pas, et nous nous sommes attachés à démontrer que les prétendues rétrocessions viscérales de la goutte suivies de la mort du malade étaient en réalité imputables à des altérations préexistantes des organes essentiels de la vie. Il importe de se pénétrer de cette vérité que le pronostic *quod vitam* de la goutte réside tout entier dans les complications viscérales, qui font en quelque sorte partie intégrante de cette maladie. Ces complications, on ne saurait trop le répéter, ce sont : la néphrite interstitielle, la dégénérescence graisseuse du cœur précédée d'une phase d'hypertrophie, l'athérome artériel.

Que les paroxysmes de la goutte franche éclatent chez un sujet d'une constitution robuste, qui n'est pas encore sous le coup de ces lésions matérielles, et la crise sera suivie de l'effet salutaire qu'entraîne l'élimination d'un principe morbide (acide urique) hors de l'organisme. Ces deux circonstances, la constitution sanguine pléthorique commune à beaucoup de goutteux, et cette sorte de régénération qu'entraîne une attaque franche de podagre, ont pu faire dire de cette maladie qu'elle était un brevet de longévité. Erreur aussi préjudiciable que celle qui consiste à croire que la goutte est quelque chose de sacré, *quod divinum* comme disaient les anciens, et qu'il faut se garder de la traiter sous peine d'attirer les plus grands malheurs sur la tête du patient. A notre avis, voici comment il faut envisager cette question du pronostic :

La goutte se complique tôt ou tard de certaines lésions organiques qui sont les véritables causes de mort dans cette maladie ; comme telle, elle expose ceux qui en sont affectés à une fin prématurée. Ces complications ont d'autant plus de chances de se rencontrer que la goutte s'est implantée depuis un temps plus long dans l'organisme du sujet. On a donc eu raison de dire que la goutte est d'autant plus grave que son début remonte à une époque plus éloignée (Ferrus). Mais pour arriver à une appréciation rigoureuse du pronostic, il faut tenir compte *non pas tant du degré des lésions goutteuses au niveau des jointures que de l'état du cœur, des vaisseaux et de la fonction urinaire.* La néphrite interstitielle, habituelle chez les goutteux, s'accompagne de polyurie par suite de l'hypertrophie cardiaque concommittante. Cette polyurie est un phénomène salutaire ; elle favorise l'élimination de l'acide urique et des autres principes excrémentitiels. Tout ce qui tend à la restreindre sera donc préjudiciable aux goutteux comme favorisant la rétention de l'acide urique dans le sang, la formation des dépôts tophacés dans les jointures, et aussi les accidents urémiques pris pour des métastases. Il faut donc craindre chez les goutteux tout ce qui débilite le muscle cardiaque, tout ce qui peut entraver la fonction urinaire en irritant le parenchyme rénal.

Mais l'hypertrophie cardiaque, salutaire par la polyurie qu'elle entretient, est elle-même une source de dangers lorsqu'elle coexiste avec l'athérome artériel. Alors, en effet, elle expose à des déchirures vasculaires, à l'hémorrhagie cérébrale entre autres, chaque fois que le cœur subit une influence qui surexcite momentanément son activité fonctionnelle. — Cette coexistence de l'hypertrophie cardiaque avec l'athéromacie des vaisseaux doit être prise en sérieuse considération chez les goutteux, au point de vue du pronostic.

D'autre part, sous l'influence des causes de débilitation générale qui atteignent les goutteux, cette hypertrophie cardiaque fait place à un moment donné à la dégénérescence graisseuse. Et alors le malade est menacé de ces accidents qui simulent les manifestations de l'angine de poitrine, de ces lypothimies mortelles qu'on a l'habitude d'étiqueter sous la dénomination impropre de *goutte remontée au cœur.* Lorsqu'on est amené à soupçonner l'existence de la dégénérescence graisseuse du cœur chez un goutteux, c'est toujours une constatation pronostique de la plus haute gravité.

L'état du cœur, des vaisseaux et des reins, voilà donc ce qui prime dans l'appréciation du pronostic de la goutte. Est-ce à dire qu'il ne faille tenir aucun compte des désordres causés par la goutte du côté des jointures ? Non, certes, les déformations articulaires, l'ankylose engendrée par les dépôts tophacés condamnent le malade à l'impotence, à une sénilité précoce. Non-seulement elles contribuent à rendre plus pénible l'existence du goutteux, mais elles favorisent le développement des complications redoutables sur l'importance desquelles nous venons d'attirer l'attention. Reste à savoir si le passage de la goutte à l'état chronique et la production de lésions articulaires permanentes ne sont pas le fait de l'état des reins et du cœur; si la goutte survenant chez un individu qui ne peut faire les frais de l'hypertrophie cardiaque nécessitée par la néphrite interstitielle concomittante, la rétention des principes excrémentitielles qui s'en suit n'est pas la cause principale du passage de la goutte à l'état atonique, caractérisé par l'abondance des dépôts d'urate de soude dans l'intérieur et autour des articulations et par le peu d'intensité de la réaction inflammatoire? Il se produirait ainsi un cercle vicieux: les complication viscérales de la goutte favorisant à un moment donné l'infiltration des jointures par l'urate de soude, et les désordres articulaires, par le trouble qu'ils jettent dans l'existence du malade, retentissant sur la nutrition du cœur, des vaisseaux et du rein.

Il est presque superflu d'ajouter que les troubles digestifs dont souffrent beaucoup de goutteux, l'anorexie, la dyspepsie flatulente, les vomissements, la diarrhée, aggravent le pronostic, comme tout ce qui peut contribuer à hâter l'état de marasme engendré à une période avancé de la goutte par la détérioration des principales fonctions.

NATURE DE LA GOUTTE

On n'en est plus à compter les théories émises depuis Galien jusqu'à nos jours pour élucider la nature de la goutte. Il n'en est aucune qui nous explique d'une façon satisfaisante la genèse des accidents caractéristiques de cette maladie. Non pas que la question soit restée stationnaire. Le court aperçu que nous allons donner des principales théories qui se sont succédées à travers les siècles, démontrera quels progrès les connaissances positives que nous possédons sur la nature de la goutte marquent sur les hypothèses fantaisistes des siècles passés. Une bonne part en revient aux recherches de Garrod sur l'état du sang chez les goutteux, qui nous ont donné l'une des clefs de la solution d'un problème qui est en réalité très-complexe.

L'énumération détaillée des différentes théories de la goutte serait une entreprise aussi fastidieuse que stérile et nous craindrions, en l'entreprenant, de fatiguer l'attention de nos lecteurs. En somme toutes ces théories peuvent être englobées dans trois phases distinctes.

Dans une première phase qui s'étend de Galien à Cullen, les idées émises sur la nature de la goutte attestent hautement la prépondérance de l'humorisme dans les doctrines médicales. — Jusqu'à Cullen, tous les médecins qui ont écrit sur la goutte lui ont attribué pour cause l'altération du sang par un principe morbide ; celui-ci, en filtrant *goutte à goutte* dans les articulations s'y accumulait à la longue. De là le nom imposé à la maladie dès le XIIIe siècle. Pour Galien, la matière pécante était représentée par le phlegme, la bile, le sang, ou un mélange de ces trois humeurs. Pour Démétrius Pepagomène qui, dès le XIIIe siècle, écrivait un traité de la goutte dédié à l'empereur Michel Paleologue, les humeurs qui en s'accumulant dans les jointures engendrent cette maladie proviennent des digestions vicieuses dont les produits nocifs s'accumulent dans l'organisme par suite d'une dépuration insuffisante. C'est à peu de chose près la doctrine des arabistes : Suivant Haly-Abbas, les affections arthritiques sont dues à des accumulations de liquide dans les jointures affaiblies ; ces liquides seraient produits par des excès de table et des indigestions, et la débilité articulaire serait le résultat d'exercices immodérés, d'intempérance, de débauche ou de quelque autre cause analogue » (Garrod).

Au XVIIIe siècle, Hoffmann soutenait que les concrétions des goutteux étaient assimilables aux dépôts de tartre qui se font dans les tonneaux renfermant du vin. Il croyait avoir trouvé dans des analyses chimiques des tophus et des urines de goutteux, la preuve de la présence d'un sel de tartre dans le sang de ces malades. Boerhaave, Van Swieten, Sydenham, sans spécifier la nature du principe morbide qui engendre la goutte, enseignaient également qu'il tire son origine d'un vice de la nutrition : *Indigestio viscerum merito pro origine proxima hujus morbi habetur* (Van Swieten).

Dans la seconde moitié du siècle dernier, la doctrine humorale fut battue en brèche par les objections de Cullen qui réussit un moment à lui substituer la théorie solidiste. Nous n'entrerons pas dans le détail de ces objections qui ont perdu toute valeur aujourd'hui, depuis que l'accumulation de l'acide urique dans le sang et les humeurs des goutteux est mis hors de conteste et considérée avec juste raison comme la cause prochaine des principaux accidents goutteux. Néanmoins, la doctrine de Cullen mérite de nous arrêter un instant. Cette théorie se résume dans les lignes suivantes empruntées à une citation de Garrod : « Il y a chez quelques personnes un état de vigueur et de pléthore de l'économie qui, à une époque particulière de la vie, est sujette à une perte de ton dans les extrémités. Cette perte de ton se communique jusqu'à un certain point à tout le système, mais se manifeste surtout dans les fonctions de l'estomac. Lorsqu'elle survient pendant que l'énergie du cerveau est encore intacte, la *force médicatrice de la nature* tend à rétablir le ton des parties et elle y parvient en excitant une affection inflammatoire dans quelque partie des extrémités.

Lorsque cette affection a subsisté quelques jours, le ton des extrémités et de tout le corps se rétablit et le malade recouvre son état ordinaire de santé. »

Ainsi donc, pour Cullen, la goutte a son point de départ dans un *habitus* de l'organisme, qui réside surtout dans un trouble digestif, dans une atonie de l'estomac. Celle-ci par l'intermédiaire du système nerveux ou comme nous dirions dans notre langage moderne, par voie reflexe, détermine une réaction inflammatoire dans certaines jointures, et l'équilibre fonctionnel un instant troublé se trouve rétabli. Si maintenant la réaction fait défaut, les accidents évoluent sur place à leur lieu d'éclosion, c'est-à-dire dans l'estomac et dans les viscères avoisinants, et, toujours au dire de Cullen, il se produit la *goutte atonique*. Si la réaction se fait, mais d'une manière insuffisante, par suite d'un défaut de ton des extrémités envahies « l'estomac et les autres parties internes retombent dans l'atonie », c'est la *goutte rétrocédée* qui se développe. Enfin, la *goutte mal placée* s'observera dans le cas où la réaction a lieu par l'intermédiaire du système nerveux, mais est empêchée de se porter sur les articulations ; « elle est en conséquence déterminée sur une partie interne où elle produit une affection inflammatoire. » Comme il est facile de le voir, Cullen paraît attribuer au système nerveux un rôle prépondérant dans la localisation des manifestations goutteuses et dans l'évolution de l'accès.

Gairdner, à l'exemple de Cullen, fait intervenir la pléthore vasculaire, dont il fait la première condition nécessaire au développement de la diathèse goutteuse. Cette pléthore aboutit à un moment donné à une véritable enflure vasculaire, à une hémorrhagie dans la partie affectée. Inutile de relever ce que cette assertion contient d'erroné, aujourd'hui que l'anatomie pathologique nous fournit les indications les plus précises sur la nature des lésions articulaires de la goutte.

Braun, un des traducteurs de Gairdner, a invoqué les phénomènes nerveux prodomiques, l'intermittence des accès qui composent une même attaque, la nature névropathique des accidents métastatiques, pour faire de la goutte une névrose ayant son point de départ dans une irritation des terminaisons périphériques des nerfs. Rappelons à ce propos que déjà Musgrave avait placé la goutte dans une altération des glandes synoviales qu'il croyait exister autour et dans l'intérieur des articulations ; que Sœmmering, Guilbert et d'autres auteurs faisaient dépendre les accès de goutte d'une inflammation des vaisseaux lymphatiques de la zone intéressée. La doctrine solidiste était destinée à disparaître pour laisser place à une théorie humorale basée sur des données positives, le jour où la chimie naissante mettait au service du médecin ses procédés rigoureux d'analyse.

Vers la fin du siècle dernier (1797), Wollaston découvrait la véritable composition des concrétions tophacées en démontrant qu'elles sont constituées par l'urate de soude. Peu d'années auparavant, en 1793, Murray Forbes, dans son « Traité de la goutte et de la gravelle, » faisait remarquer que ces deux affections se rencontrent souvent chez des sujets de même constitution, cèdent aux mêmes remèdes ; que l'*acide lithique* qu'il croyait entrer dans la constitution des tophus, forme également les graviers ; que par conséquent cet acide lithique devait exister dans le sang des goutteux et que sa précipitation par un autre acide donnait lieu aux manifestations de cette maladie. Si on substitue à l'acide lithique l'acide urique, la théorie de Forbes comprend en substance toutes les notions qui servent de base à la théorie la plus moderne, à celle de Garrod.

Mais bien avant Garrod, Cruveilhier, une des gloires les plus pures de la médecine française, cet éminent pathologiste doublé d'un clinicien de premier ordre et dont on peut dire qu'il a tout vu ou prévu, Cruveilhier écrivait que « la lésion matérielle de la goutte, celle qui lui est exclusivement propre, consiste dans le dépôt de matières tophacées dans l'intérieur des articulations et dans leur voisinage. » et il ajoutait : « Là grande différence qui existe entre la goutte et le rhumatisme me paraît principalement consister dans la sécrétion de l'urate de soude dans un cas et dans le défaut de sécrétion dans l'autre » (1).

Vers la même époque Rayer pressentait que le principe de la goutte réside dans une accumulation d'acide urique dans le sang. « Personne, à ma connaissance, écrivait-il, n'a démontré la présence de l'acide urique dans le sang, soit comme cause, soit comme effet des maladies, personne non plus n'a établi par des expériences qu'on y rencontrât des urates ; *mais ce que l'analyse chimique n'a pas démontré, l'induction pathologique tend à l'établir.* En effet on a constaté que les dépôts arthritiques autour des gaines fibreuses des tendons étaient principalement constitués par de l'urate de soude, et on a attribué la formation de ces dépôts arthritiques à cette circonstance qu'on n'avait point rencontré l'acide urique dans l'urine, pendant les accès de goutte » (2).

En 1848, Garrod, dans les *Transactions médico-chirurgicales,* se fondant sur des analyses de sang et d'urine chez des goutteux, émettait l'idée que le point de départ des accidents de la goutte réside dans un arrêt temporaire ou permanent dans l'élimination de l'acide urique par les reins, d'où accumulation de ce principe morbifique dans le sang. Des recherches ultérieures le confirmèrent dans cette idée et l'amenèrent à développer sa théorie de la goutte, dont voici les points essentiels :

Dans la goutte, l'acide urique, sous la forme d'urate de soude, existe toujours en proportion anormale dans le sang, aussi bien

<hr>

(1) CRUVEILHIER. Atlas d'anatomie pathologique, 4e livraison.

(2) RAYER. Traité des maladies des reins, T. 1, p. 242, 1839.

antérieurement à l'accès que pendant sa durée même. Cet excès d'acide urique est *une condition nécessaire* à la production des accès de goutte ; néanmoins, dans certains états morbides, tels que l'intoxication saturnine, par exemple, et dans quelques autres circonstances encore, l'acide urique peut s'accumuler dans les humeurs, sans qu'il s'en suive aucun symptôme articulaire. La seule présence de l'acide urique en excès ne suffit donc pas à expliquer le développement de l'accès de goutte.

L'urate de soude qui constitue les dépôts tophacés doit être considéré comme la cause et non comme l'effet de l'inflammation goutteuse ; cette inflammation tend à détruire l'urate de soude dans le sang de la partie où elle siége, puis dans tout le système circulatoire.

Indépendamment des particularités individuelles, les causes qui prédisposent à la goutte sont toutes les circonstances qui ont pour effet d'accroître la formation de l'acide urique dans l'organisme, ou encore de retenir cet acide dans le sang.

Les causes existantes des accès de la goutte sont toutes les circonstances qui tendent à diminuer l'alcalinité du sang ; toutes celles qui, à un moment donné, augmentent d'une manière notable la formation de l'acide urique ou qui entravent temporairement l'élimination de cet acide par la voie des reins.

L'existence d'un dépôt d'urate de soude dans les parties affectées par l'inflammation est exclusivement propre à la goutte. Elle ne se rencontre dans aucune autre maladie.

Quant aux altérations rénales, elles existent vraisemblablement à la période initiale et, certainement, lorsque la maladie est devenue chronique.

En somme, le point capital dominant dans cette théorie, c'est l'accumulation de l'acide urique sous forme d'urate de soude dans le sang et les humeurs des goutteux considérée comme une condition nécessaire au développement des accidents de la goutte ; condition *nécessaire*, mais *non-suffisante*, comme Garrod lui-même en convient. Et, en effet, si le sang peut contenir de l'acide urique en excès, dans des conditions morbides qui n'ont rien de commun avec la goutte, l'uricémie d'autre part ne suffit pas à nous rendre compte de toutes les particularités de l'attaque de goutte, comme nous le démontrerons plus loin. Il n'en est pas moins indispensable de rechercher l'origine de cette uricémie et ses rapports exacts avec les accidents paroxystiques de la goutte. Deux hypothèses sont possibles :

1° Ou bien l'acide urique s'accumule dans le sang parce qu'il est éliminé en quantité insuffisante par la voie des reins ;

2° Ou bien cette accumulation désignée sous le nom d'*uricémie* (Vulpian), de *lithémie*, est due à une production exagérée d'acide urique sans augmentation correspondante de son élimination par les urines.

La première théorie, vers laquelle inclinait manifestement Garrod n'est guère soutenable. En effet, Garrod lui-même est obligé de reconnaître que l'élimination insuffisante de l'acide urique au début de la goutte constitue un trouble purement fonctionnel ; car à ce moment il n'existe pas encore, en général, de lésion rénale. Les altérations rénales peuvent même manquer pendant tout le cours de la maladie goutteuse, comme nous en avons mentionné des exemples. Il n'y a pas longtemps, un médecin allemand, Siedamgrotzki (1), publiait le fait d'une poule dont les jointures étaient incrustées de concrétions d'urate de soude et qui avait les organes urinaires en parfait état d'intégrité. D'ailleurs si la théorie de l'élimination insuffisante de l'acide urique était vraie, on devrait rencontrer la lithémie dans tous les cas de néphrite avec insuffisance de l'excrétion des principes solides de·l'urine, dans toutes les circonstances pathologiques où la sécrétion urinaire se maintient d'une façon persistante au-dessous de son niveau physiologique.

Qu'on n'objecte pas qu'il est extrêmement rare de voir un accès de goutte éclater avant la vingtième année, et que l'apparition de la néphrite interstitielle athrophique, identique, au point de vue anatomo-pathologique, à la néphrite goutteuse, est tout aussi rare à observer avant cet âge ; que par conséquent le développement de la lithémie goutteuse suppose le développement préalable de l'altération rénale. Il est tout aussi naturel d'admettre que la néphrite goutteuse appartient à l'âge avancé, parce que les causes qui engendrent la diathèse goutteuse ne font sentir leur influence nocive que sur l'organisme de l'adulte. D'ailleurs, un argument péremptoire, c'est que dans la néphrite interstitielle atrophique et par conséquent dans la néphrite goutteuse, non seulement la sécrétion urinaire n'est pas languissante, mais il y a polyurie, et les principes excrémentitiels se maintiennent sensiblement au niveau physiologique.

Force est donc d'admettre que la lithémie goutteuse est due à une production exagérée d'acide urique, dont il s'agit maintenant de rechercher les causes.

Il y a quelques années seulement, la production en excès de l'acide urique chez les goutteux se présentait à l'esprit du médecin comme une chose très-facile à concevoir. Les goutteux, disait-on, sont gros mangeurs, bons buveurs et se complaisent dans une vie oisive. Le défaut d'exercice physique fait qu'ils n'emmagasinent pas la quantité d'oxygène nécessaire à l'accomplissement régulier des combustions organiques. Celles-ci, d'ailleurs, exigent, comme on le suppose encore, un surcroit de dépense en oxygène, parce que chez la plupart des goutteux les matières grasses et l'alcool figurent pour une proportion considérable dans l'alimentation. Or, ces substances alimentaires appelées respiratoires sont entièrement brûlées pour passer à l'état d'eau et d'acide carbonique. Elles accapareront donc l'oxygène qui, chez les goutteux, est introduit dans l'organisme en quantité insuffisante. C'est donc l'assimilation des aliments azotés qui se ressentira le plus du déficit d'oxygène, et leur combustion, au lieu de donner de l'urée, s'arrête à mi-chemin de cette transformation, pour fournir une notable proportion d'acide urique, résidu moins oxygéné que l'urée.

Ce raisonnement était on ne peut plus séduisant et l'uricémie des goutteux s'expliquait de soi d'après ces données. Mais comment appliquer cette théorie à la catégorie des goutteux par voie d'hérédité, qui souvent ne réalisent aucune des conditions étiologiques assignées à la goutte acquise ? Et puis, l'acide urique entre dans la composition normale du sang et de l'urine. On l'y rencontre, en très faibles proportions, il est vrai, chez des sujets qui inhalent suffisamment d'oxygène pour maintenir l'activité des combustions organiques au niveau et même au-dessus du taux physiologique. Or, quant à l'exemple de Wöhler et de Frerichs, on fait prendre de l'acide urique à un homme ou à un animal, cet acide est transformé en urée dans les tissus. Si l'acide urique est oxydé pour passer à l'état d'urée, et si néanmoins le sang et l'urine en contiennent des traces appréciables dans les conditions physiologiques, c'est qu'il existe des organes chargés de produire cet acide urique excreté, au même titre que les glandes mammaires, par exemple, élaborent de la graisse et du lait. Et alors, il ne reste plus, pour expliquer l'uricémie des goutteux, qu'à invoquer une suractivité morbide des éléments organiques chargés, à l'état normal, de produire de l'acide urique en quantité minime.

Cette opinion tend à prévaloir. On est généralement d'accord pour considérer la rate et le foie comme des foyers de production de l'acide urique. En ce qui concerne la rate, on sait que toute tuméfaction persistante de cet organe s'accompagne d'un certain degré d'uricémie, comme il arrive dans les cas de leucémie splénique. Et même à l'état physiologique, la tuméfaction passagère de la rate qui s'observe à une période avancée de la digestion coïncide avec le moment où l'élimination de l'acide urique par les urines atteint son maximum. Or, chez les gros mangeurs, il se produit un certain degré de pléthore abdominale qui fait en quelque sorte passer à l'état chronique la congestion passagère des grosses glandes abdominales déterminée par le travail digestif.

Quant au foie, l'acide urique s'y rencontre en quantité plus notable et d'une façon plus constante, avec d'autres produits de désassimilation tels que la leucine, l'hypoxanthine et l'urée elle-même. C'est ce qui résulte notamment des recherches de Meissner sur les oiseaux, chez lesquels la production et l'excrétion de l'acide urique atteignent leur plus grande activité dans la série animale, tandis que l'urée n'est éliminée qu'en minimes quantités : chez le poulet, Miessner a trouvé jusqu'à 0,31 grammes d'acide urique pour 500 grammes de substance hépathique, tandis que les poumons et les muscles n'en contenaient pas de traces. Or, nous avons vu que chez les goutteux les accidents congestifs du côté du foie sont fréquents, qu'ils soient la conséquence d'écart de régime ou les manifestations prodromiques de l'attaque de goutte en voie de préparation. Les analyses de Garrod démontrent d'autre part que l'uricémie débute ou augmente précisément dans la période qui précède les crises douloureuses du côté des jointures, pour disparaître ou diminuer dans les intervalles. « Il est vraiment digne d'attention, dit M. Charcot, de voir que cette accumulation s'accentue déjà quelques jours ou plusieurs semaines avant l'accès, c'est-à-dire dans le temps même où se produit l'hypérémie hépatique prémonitoire sur laquelle j'insistais il y a un instant. Il n'est pas possible de ne point reconnaitre, après tout ce que je viens de dire, l'existence d'une relation entre ces deux phénomènes. Selon toute probabilité, c'est en conséquence de la lésion fonctionnelle du foie que l'acide urique formé là en excès, s'accumule dans le sang et la saturation qui se produit ainsi, à un moment donné, paraît contribuer à provoquer le développement de l'accès. »

Mais si l'acide urique est un produit de désassimilation qui est formé dans le foie et la rate à l'état physiologique, comment expliquer la production plus active de l'acide urique dans ces deux glandes, qui nous rendra compte de la lithémie goutteuse ?

Tout d'abord, un fait dûment établi, c'est qu'une alimentation riche en principes albuminoïdes ou en matières grasses, et surtout une alimentation qui réalise ces deux conditions à la fois, active la production de l'acide urique, comme l'attestent les analyses de l'urine. On trouve donc dans le régime alimentaire de bon nombre de goutteux la raison suffisante de la lithémie. Il est démontré ensuite que certains principes introduits dans l'organisme avec les aliments, aboutissent au même résultat, à une suractivité de la production de l'acide urique ; tels l'asparagine qu'on trouve dans les asperges, le pommate de chaux qu'on rencontre dans bon nombre de fruits. Il est à regretter que nos connaissances sur ce point de chimie biologique ne soient pas dans un état plus avancé. Il est extrêmement probable que bien des aliments renferment d'autres principes doués de la propriété de stimuler la production de l'acide urique, à leur passage à travers l'organisme. Des recherches entreprises dans ce sens ne manqueraient pas, croyons-nous, de justifier ce que nous disions en traitant de l'étiologie de la goutte : qu'il était très naturel de tenir compte, dans l'explication du mécanisme intime de cette maladie, de la nature de l'alimentation, non-seulement au point de vue de la richesse en principes azotés susceptibles de se trans forme en acide urique, mais aussi au point de vue des *principes aromatiques* qui communiquent à telle ou telle viande un goût spécial. Il est reconnu que la goutte acquise frappe surtout les hommes vigoureux qui sont en situation de consommer des quantités relativement considérables de viandes de haut goût, gibier, volaille ; c'est bien plus la qualité que la quantité de la viande qui importe à ce point de vue. De même pour ce qui est de l'influence des boissons fermentées sur le développement de la podagre, ce sont les bières qui se distinguent par leur arôme de haut goût, le *stout*, le *porter*, qui sont les plus incriminés. Nous le répétons, il y a là une question d'étiologie qu'on a trop négligée jusqu'à ce jour.

Quant à la forme héréditaire de la goutte, son développement s'explique sans trop de difficulté, si on admet que le principe de la maladie goutteuse réside dans une suractivité de la production d'acide urique dévolue au foie et la rate. Nous savons, en effet, que les habitudes fonctionnelles et morbides d'un système organique se transmettent d'une génération à l'autre, comme les caractères extérieurs et les aptitudes physiques et morales ; nous en citerons comme preuve l'irritabilité nerveuse ou nervosisme. Du reste, on a publié dans ces dernières années des cas de cystinurie, de pyrocatichynurie héréditaire et nous ne voyons pas pourquoi l'uricémie ne se transmettrait pas tout aussi bien par voie d'hérédité.

Mais les explications théoriques qui précèdent ne nous rendent pas compte de la nature paroxystique des manifestations de la goutte franche et de leur localisation. Pourquoi, dans un cas d'uricémie, se forme-t-il brusquement, à un *moment donné*, des dépôts d'urate de soude dans les tissus, pourquoi ces dépôts ont-ils pour siége d'élection les cartilages diathroïdaux de l'articulation métacarpophalangienne de l'un des gros orteils ?

Tout d'abord nous savons que la précipitation de l'urate de soude en solution dans un milieu alcalin comme le sang s'effectue sous l'influence de la moindre acidification du liquide. Ainsi cette précipitation s'opère déjà en présence d'un acide faible, comme l'acide carbonique. Le sang est un milieu impropre à la précipitation de l'urate de soude, car le sérum sanguin présente toujours, à l'état physiologique, une réaction alcaline bien franche et, nous avons insisté sur ce point dans notre étude sur les alcalins, les phénomènes de la nutrition ne peuvent s'accomplir que dans un milieu alcalin. « Dans un très grand nombre de cas pathologiques variés, dit Garrod, j'ai examiné la réaction du sérum du sang et jamais il ne m'est arrivé de la trouver acide ; il est même on ne peut plus vraisemblable, a soin d'ajouter l'auteur anglais, qu'une telle réaction serait incompatible avec la vie. Mais le degré d'alcalinité du sang peut subir de grandes variations, et dans plusieurs cas de goutte chronique, la *réaction de ce liquide s'est montrée presque neutre.* » Nous ferons remarquer à ce propos que les troubles dyspeptiques habituels chez les goutteux avant et au moment des attaques s'accompagnent de la formation, dans les voies digestives, d'acides tels que l'acide lactique, l'acide butyrique, l'acide acétique, etc. Ces acides, produits de fermentations anormales, absorbés avec les autres produits de la digestion, concourent évidemment à favoriser la précipitation de l'urate de soude. Quant à l'acide lactique en particulier, on l'a accusé de produire, en s'accumulant dans le sang, l'inflammation rhumatismale des jointures, les troubles de la nutrition des os qui engendrent le rachitisme et l'ostéomolacie, et un expérimentateur allemand a prétendu même qu'en injectant de l'acide lactique dans les vaisseaux d'un animal, il avait réussi à développer des tuméfactions articulaires douloureuses, comparables à celles du rhumatisme chez l'homme.

Donc à côté de la production excessive et de l'accumulation de l'acide urique dans le sang, nous voyons intervenir dans le développement des manifestations articulaires de la goutte une diminution de l'alcalinité des humeurs, qui est la cause prochaine de la précipitation de l'urate de soude. Si cette précipitation s'opère de préférence dans les cartilages, c'est sans doute parce que ces tissus non vasculaires représentent un milieu moins alcalin que le sang. Il ne faut pas perdre de vue que les cartilages ne communiquent qu'indirectement avec le torrent circulatoire. Sans doute le sérum qui imbibe leur substance fondamentale transude des vaisseaux avoisinants ; mais les échanges entre la masse du cartilage et le sang se feront avec une certaine lenteur, ce qui fait qu'une influence morbide, l'inflammation par exemple, qui tend à détruire l'alcalinité du sang, réussira plus facilement à atteindre ce résultat dans ce milieu qui se renouvelle avec une moindre activité.

Mais pourquoi l'inflammation goutteuse a-t-elle une prédilection si marquée pour la jointure métacarpo-phalangienne du gros orteil ? On a invoqué le traumatisme, la déclivité et nous croyons que ce n'est pas sans raison. On voit assez souvent une attaque de goutte suivre de près le moment où une violence extérieure a été exercée sur le pied envahi par la podagre, après une entorse, après le froissement occasionné par une chaussure trop étroite, etc. Un chirurgien allemand a entrepris sur le cadavre une série de recherches qui l'ont conduit à cette conclusion que, chez l'adulte, l'articulation métacarpo-phalangienne du gros orteil présenté souvent les lésions d'une panarthrite demeurée absolument latente du vivant du sujet. Mais encore n'est-il pas toujours possible d'invoquer l'intervention du traumatisme dans le développement de l'inflammation goutteuse. C'est alors qu'il est de toute nécessité de s'en prendre à la situation spéciale du gros orteil, qui étant la partie la plus déclive du corps, est aussi celle où la circulation de retour a le plus d'obstacle à vaincre, où les stases du sang et de la lymphe surviendront de préférence.

En somme, voici comment nous comprenons le développement de l'attaque de goutte : Sous l'influence d'une prédisposition héréditaire ou d'écarts de régime (et nous accordons une influence prépondérante à certains principes, comme l'asparagine, contenus dans des aliments et des boissons déterminés), les organes qui, à l'état normal, forment de l'acide urique fabriquent ce principe en excès. Si son élimination par la voie des reins n'est pas activée en proportion, l'acide urique s'accumulera dans le sang, uni à la soude sous forme d'urate. Ainsi est constituée la *lithémie* ou *uricémie*, qui peut subsister longtemps sans qu'il y ait des attaques de goutte. Les dépôts d'urate de soude ne se feront jamais dans le sang et dans les tissus très vasculaires, parce que l'urate de soude se trouve là en suspension dans un milieu dont l'alcalinité s'opposera à cette précipitation. Celle-ci s'effectuera dans les tissus baignés par la lymphe, milieu moins alcalin que le sang et dont la circulation est moins active. Tout ce qui tendra à diminuer l'alcalinité du sang, et les troubles digestifs agissent comme tels, produira ce résultat à un degré plus marqué encore dans les tissus qui ne sont irrigués que par voie d'imbibition, comme les cartilages. Ainsi peuvent se produire des dépôts d'urate de soude qui, agissant comme de véritables corps étrangers intra-articulaires, produiront ces horribles douleurs paroxystiques, caractéristiques de l'attaque de goutte aiguë. Mais cette attaque se produira bien plus sûrement lorsque, sous l'influence d'un traumatisme, une jointure est envahie par une inflammation *qui active l'afflux d'une sérosité saturée d'urate de soude dans un milieu propice à la précipitation de ce sel.* A mesure que la circulation rentre dans les conditions anormales, à mesure que la fluxion goutteuse diminue, une partie du précipité est repris par la sérosité qui reflue dans les vaisseaux. Voilà pourquoi les dépôts d'urate se rencontrent d'abord dans la portion libre du cartilage, dans la partie la plus éloignée des vaisseaux.

En terminant nous ne pouvons nous empêcher de mentionner les recherches d'un médecin russe, que nous nous étonnons de ne trouver citées par aucun des auteurs qui ont écrit sur la goutte. Le docteur Pawlinoff (1), voulant rechercher les sources de la production de l'acide urique dans l'organisme animal, a lié les uretéres chez des pigeons et il a constaté que dans ces conditions on voit se former des dépôts d'urate de soude dans la substance corticale des reins, autour des canaux droits d'abord, puis dans les réseaux et les vaisseaux lymphatiques, et en dernier lieu à la surface des séreuses. Or, où trouvons-nous des concrétions uratiques chez les goutteux ? dans les reins (infiltration uratique), dans les cartilages qu'en peut considérer comme de véritables réseaux baignés par la lymphe, et, beaucoup plus rarement, à la surface des méninges spinales et cérébrales qui ne sont autre chose que des séreuses. Les recherches de Pawlinoff parlent donc tout-à-fait en faveur de notre théorie.

TRAITEMENT

I

TRAITEMENT DE L'ATTAQUE DE GOUTTE AIGUË FRANCHE.

Une question préjudicielle à résoudre est de de savoir s'il faut traiter l'attaque de goutte aiguë franche. Cette question pourra, comme disait Trousseau, paraître singulièrement impertinente à ceux qui ont éprouvé les tortures de la podagre. Mais tous ceux de

(1) VIRCHOWS. Archiv. T. LII, p. 57, 1874.

nos confrères qui ont été aux prises avec les difficultés de la pratique, savent combien, en cette circonstance, les exigences des malades sont souvent en opposition avec leur véritable intérêt et même avec leur salut. Pour Cullen, le traitement de l'attaque de goutte se résumait dans ces deux mots: « Patience et flanelle ». Sydenham, affligé lui-même de la podagre, considérait les goutteux en puissance d'une attaque comme de véritables machines chargées d'un fluide qui devait de toute nécessité trouver une issue au dehors; entraver cette décharge en combattant l'attaque d'arthritis, c'était s'exposer aux dangers d'une explosion en dedans, au danger des accidents métastatiques. Aussi condamnait-il formellement l'emploi des topiques au moment d'une attaque. Trousseau, dans sa clinique de l'Hôtel-Dieu, a signalé dans des pages éloquentes les dangers d'une intervention intempestive destinée à enrayer ou à atténuer les manifestations d'une attaque de goutte franche. « Depuis plus de trente ans, disait-il, j'ai suivi un nombre considérable de goutteux. Au début de ma pratique, j'ai tenté, comme beaucoup d'autres, de lutter contre le mal; aujourd'hui je reste les bras croisés; je ne fais absolument rien contre les attaques de goutte aiguë, alors surtout qu'elles prennent un individu dans la force de l'âge. En plus d'une occasion, j'ai eu à me repentir d'être sorti de cette inaction et j'ai compris combien une thérapeutique active pouvait être périlleuse. » Et il ajoute: « Quand j'enrayais les accès, et cela est malheureusement trop facile, si j'évitais les dangers de la goutte déplacée, je courais grand risque de voir les accès revenir à des intervalles plus rapprochés et de changer une goutte franche et passagère en une goutte froide, atonique et persistante. »

Il est vrai que quand le médecin se réfugie dans cette pratique prudente, le malade, vaincu par la souffrance, se passe volontiers de ses avis pour recourir aux remèdes, secrets et autres, consacrés par la tradition et dont Trousseau a si bien fait ressortir les dangers. L'illustre clinicien reconnaît lui-même d'ailleurs qu'il est des cas où le médecin est forcé d'intervenir d'une façon active: « Dans cette « forme de goutte aiguë, que j'ai appelée à chaîne de paroxysmes, « où, après quatre, cinq, six jours de souffrances, de nouvelles « douleurs surviennent, l'attaque durant ainsi deux, trois ou quatre « mois, il est bien difficile de refuser tout secours au malheureux

« qui les implore. Cela est bien difficile, surtout pour le médecin
« qui n'a pas sur son malade l'autorité suffisante pour le convaincre
« de l'utilité de cet amer remède. On est alors obligé de céder, de
« peur que les patients, désespérés, n'aient recours à ces *anti-*
« *goutteux qui, pris sans mesure et sans contrôle sérieux, couperaient*
« *l'accès en engageant l'avenir.* »

Il y a donc forcément une limite à l'expectation et puisque une
intervention mal dirigée et mal comprise peut avoir les conséquences
les plus regrettables pour les malades, nous ne croyons pouvoir
mieux faire que de passer en revue les principaux remèdes en usage
contre l'attaque de goutte aiguë, en ne nous contentant pas de
discuter leur efficacité plus ou moins réelle, mais en recherchant le
mécanisme de leur action salutaire et les dangers qu'entraîne
souvent leur emploi chez les goutteux, *par suite de certaines compli-*
cations habituelles à ces malades.

Ces remèdes peuvent en somme se ranger sous les quatre
rubriques suivantes:

Les médications locales qui s'attachent à étouffer l'inflammation
goutteuse à l'aide des antiphlogistiques, tels que les applications de
sangsues, de vésicatoires, l'emploi topique du froid sur la jointure
douloureuse.

Les médicaments arthritiques dont les types sont le colchique et
l'acide salicylique, qui modifient l'action goutteuse après avoir été
absorbés par le sang. Nous en parlerons en dernier lieu, à cause de
l'importance exceptionnelle qu'offre la connaissance des effets de
ces médicaments.

Les dérivatifs, tels que les purgatifs, à l'aide desquels on a la prétention de détourner l'inflammation goutteuse des jointures
affectées.

Les analgésiques, tels que l'opium, employés pour modérer la
douleur et la rendre supportable, sans que pour cela on s'attaque
directement à l'inflammation articulaire, cause de la douleur.

Antiphlogistiques locaux. — Nous parlerons d'abord des applications froides sur la jointure douloureuse, sous forme de *glace,* de
neige, de *compresses trempées dans l'eau froide,* moyens tout-puissants
pour calmer une attaque de podagre, mais dont la réputation néfaste

n'est plus à faire. L'emploi de ces moyens doit être sévèrement proscrit. Dans le cours même de ce travail, nous avons eu l'occasion de mentionner l'un ou l'autre exemple d'accidents graves qui ont été la conséquence d'une application de froid sur une jointure envahie par la goutte. Et si cette pratique téméraire n'a pas eu toujours des suites funestes, c'est le cas de dire, avec Trousseau, que ces heureuses exceptions ne font que confirmer la règle, de même que la brusque suppression du flux menstruel à la suite de l'immersion des pieds dans l'eau froide peut exceptionnellement n'avoir pas de conséquences fâcheuses, sans que pour cela il faille absoudre cet expédient des dangers qu'on lui impute.

Les *applications de sangsues* sur les jointures envahies par la goutte aiguë sont aussi efficaces que les applications du froid et n'ont pas des suites aussi perturbatrices ; elles n'en sont pas moins à rejeter. On les a accusées à juste titre de favoriser le transport de la fluxion goutteuse sur d'autres jointures jusque là respectées. De plus, il est bien reconnu que l'emploi de ces saignées locales est souvent suivi d'une rigidité plus ou moins prononcée de l'articulation. Tout en constatant la réalité de ce fait, M. Charcot ajoute que la raison nous en échappe jusqu'à ce moment. Or, en étudiant les causes de l'attaque de goutte, nous avons insisté sur ce que la suractivité circulatoire locale, occasionnée dans une jointure par l'inflammation goutteuse, n'a pas seulement pour effet de favoriser les dépôts d'urate de soude dans les cartilages ; elle a ensuite un rôle salutaire. Elle reprend une partie de ces dépôts, comme le fleuve sorti de son lit reprend une partie du limon qu'il a charrié sur les rives inondées. Aussi les dépôts d'urate de soude débutent-ils par les portions du cartillage les plus éloignées des vaisseaux, et ils restent souvent limités à ces points. Est-ce que les saignées locales, en jugulant l'inflammation goutteuse, ne favoriseraient pas l'ankylose parce qu'elles enrayent cette suractivité circulatoire, au moment où elle n'a plus qu'un rôle salutaire à remplir, celui de résorber une partie de l'urate de soude déposé dans les cartillages et les tissus péri-articulaires ?

Les vésicatoires ont été vantés par Garrod, et même par M. Charcot, comme étant efficaces pour enrayer l'inflammation goutteuse et d'un emploi inoffensif, à condition qu'on ne leur donne que de petites dimensions. Nous reviendrons sur les dangers possibles de ce remède.

B. *Dérivatifs.* — Sydenham, qui était goutteux, a écrit dans son *Traité de la podagre :* « Je suis persuadé que les purgatifs de toute espèce, les plus énergiques comme les plus doux, que l'on met ordinairement en usage dans le but de dégager les jointures, sont très nuisibles, soit qu'on les emploie pendant l'accès, en vue de diminuer l'humeur peccante, ou au déclin de l'accès pour dissiper le reste de la maladie, ou enfin dans le temps des intermissions afin de prévenir le retour des attaques. J'ai éprouvé sur les autres et sur moi-même que les purgatifs employés à ces différentes époques ne font qu'augmenter le mal. »

Garrod, de son côté, déclare que les purgatifs administrés avec modération sont d'une utilité incontestable dans bon nombre de cas de goutte aiguë. Or, il considère lui-même comme fort douteux que les produits de la sécrétion intestinale activée par l'emploi des purgatifs, contiennent de l'acide urique, de même il reconnaît que la dépression produite par l'emploi des purgatifs administrés à doses exagérées peut être fort préjudiciable et favoriser le passage de la goutte à l'état chronique et à la forme asthénique. A son avis, c'est l'étude des particularités individuelles qui doit surtout nous guider dans le choix des purgatifs.

Nous croyons qu'en réalité la question se pose tout autre. Parmi les purgatifs, les uns doivent être rejetés à cause de l'inutilité de leur administration ; si tant est qu'ils modifient l'inflammation goutteuse par la dérivation qu'ils exercent sur la muqueuse de l'intestin, cet effet est plus à craindre qu'à rechercher. Les autres sont accusés à juste titre de prédisposer les goutteux à des accidents redoutables qu'on a pris pour des métastases, et qui sont imputables à l'insuffisance de la dépuration rénale chez les goutteux. Ce dernier point mérite que nous nous y arrêtions un instant.

Dans un extrait de son article rein, (1) en cours de publication dans le *Dictionnaire des sciences médicales,* M. le docteur Labadie-Lagrave a tracé de main de maître les règles qui doivent guider le mé-

(1) Voir Gazette médicale de Paris, n° 24, 1881.

decin dans le traitement des néphrites en général. Nous relevons entre autres le passage où il est dit que la nature des fonctions de l'organe lésé impose au médecin la plus grande réserve dans le choix des médicaments. « Le rein est, en effet, l'organe d'élimination par excellence. La plupart des substances médicamenteuses introduites dans notre organisme sont éliminées en partie ou en totalité par la voie du filtre rénal. Toute substance capable d'irriter les éléments anatomiques du rein à son passage à travers cet organe doit donc être sévèrement proscrite du traitement des néphrites. — *Un autre danger réside dans les entraves créées par la lésion rénale à l'élimination des substances médicamenteuses incorporées.* Ce danger est à craindre surtout avec les médicaments qui, dans les circonstances physiologiques, s'éliminent avec une extrême rapidité par les urines. Dans les cas de néphrite, l'emploi de ces médicaments doit faire redouter des effets cumulatifs qui font défaut dans toute autre maladie. »

Ces remarques si sages, si judicieuses, s'appliquent de tous points aux goutteux, car, on ne saurait trop le répéter, ces malades sont tôt ou tard affectés de la néphrite interstitielle chronique, connue encore sous le nom de *gouty Kidney*, qui évolue tout à fait insidieusement, mais qui donne précisément naissance à ces effets cumulatifs des médicaments incorporés, qu'on a pris à tort pour des accidents métastatiques. Ainsi, Garrod *(loc. cit.,* p. 404) cite le cas d'un goutteux qui fut atteint d'une salivation très abondante par suite de l'administration de 10 centigrammes de calomel. A ce propos, le professeur Charcot a rappelé le fait suivant relaté par Price Jones (1) : Un homme vigoureux, soumis depuis trois jours à l'emploi de doses relativement minimes de calomel, fut pris tout à coup, le matin du troisième jour, sans avertissement préalable, d'une très abondante salivation. L'urine ne renfermait pas trace d'albumine et il n'existait d'ailleurs aucun signe de maladie rénale. Deux jours après le début de l'affection hydrargyrique, survint une attaque de goutte bien caractérisée, et l'on apprit alors du malade que depuis huit ans il avait été fort sujet à éprouver de semblables accès. »

Nous verrons un peu plus loin que d'autres substances médica-

---

(1) Med. Times and Gazette, 1855, p. 66.

menteuses, en particulier l'opium et l'acide salycilique peuvent donner lieu, chez les goutteux, à des accidents d'intolérance de même nature et sur lesquels on ne saurait trop attirer l'attention des médecins, habitués que nous sommes à ne voir que des manifestations insolites de la goutte, que des métastases, des accidents de rétrocession.

Mais pour en revenir aux purgatifs, les effets cumulatifs observés après administration des préparations hydrargiriques comme le calomel, sont possibles également avec d'autres évacuants qui contiennent des principes toxiques dont l'élimination se fait avec une grande rapidité dans les circonstances normales ; tels sont la coloquinte, le colchique. Ce dernier agit d'ailleurs en vertu d'une action élective sur les articulations et non comme purgatif. Ses effets modificateurs de l'inflammation goutteuse se produisent même quand l'administration du médicament n'occasionne pas d'évacuations diarrhéiques. Nous avons déjà dit que nous étudierons le médicament dans un chapitre spécial, concurremment avec le salycilate de soude.

En résumé donc, au moment d'une attaque de goutte franche, les purgatifs sont contre-indiqués, les uns parce qu'ils ne peuvent que faire dévier de son évolution normale l'inflammation goutteuse de la jointure envahie, les autres comme exposant à des accidents d'intoxication dus à l'insuffisance des fonctions éliminatrices du rein, chez les goutteux frappés de néphrite chronique athrophique.

A côté des purgatifs, on a vanté les *diaphorétiques* et les *diurétiques* qui agissent, à vrai dire, à titre de dépurateurs plûtôt qu'à titre de dérivatifs. Ces médicaments sont parfaitement indiqués, à condition qu'ils ne soient doués d'aucune action irritante sur le rein et qu'il n'y ait pas à craindre, en les administrant, des effets cumulatifs comme ceux qui viennent d'être signalés à propos du calomel. Il serait imprudent, par exemple, dans le cours d'une attaque de goutte aiguë, de prescrire de la digitale sous prétexte de pousser aux urines et de favoriser l'élimination par cette voie de l'acide urique du sang. La digitale est, en effet, un des médicaments dont les effets cumulatifs sont les plus prompts à survenir et le plus à craindre. Il faut dire que les sudorifiques et les diurétiques qu'on a surtout vantés comme propres à soulager les goutteux au moment

de leurs attaques, le citrate et le tartrate de magnésie, le nitrate et
le bicarbonate de potasse, l'acétate d'ammoniaque, etc., agissent
plûtôt à titre de sels alcalins. Or, la médication alcaline, dans le
traitement de la goutte, vise surtout des effets à longue portée ; et
au moment des attaques, lorsque le médecin se sent forcé d'intervenir, ce qu'il recherche ce sont des effets immédiats, un prompt
soulagement des douleurs endurées par le patient, obtenu sans
porter préjudice à sa situation dans l'avenir.

Analgésiques. En tête des analgésiques employés contre les douleurs de la goutte se placent les *préparations opiacées*. Leur utilité
dans le traitement de la goutte n'est pas contestable. Reste à savoir
dans quelle mesure leur administration est inoffensive. « Les opiacés, dit Cullen, procurent certainement un adoucissement des douleurs de la goutte, mais lorsqu'ils sont donnés au commencement
des accès, ils font revenir ceux-ci avec plus de violence. » Ainsi formulée, la proposition est peut-être trop absolue ; notre expérience
personnelle nous a enseigné du moins, que lorsqu'on se trouve en
présence d'un goutteux qui réclame à tout prix l'intervention du
médecin pour obtenir de lui le soulagement des souffrances occa-
sionnées par une violente attaque, on peut, en s'adressant à la *morphine*, atteindre ce résultat sans escompter l'avenir.

Nous reviendrons sur ce point.

Mais n'y a-t-il pas d'autres inconvénients à craindre, de l'emploi
des opiacés en pleine attaque de goutte ? Garrod condamnait l'emploi de ces substances, parce qu'elles ont pour effet de diminuer
l'activité des sécrétions ! C'est le contraire qu'il eût fallu dire, à
notre humble avis. *C'est quand les sécrétions sont déjà insuffisantes que
l'administration de l'opium peut être très préjudiciable aux goutteux.*

L'opium et ses dérivés figurent en effet, parmi les substances
médicamenteuses qui peuvent, à doses très faibles, produire des
accidents toxiques assez graves, lorsque les fonctions urinaires sont
devenues insuffisantes par le fait d'une lésion rénale. Nous nous
sommes suffisamment expliqués plus haut sur cette question. Ce
n'est donc pas parce qu'on les administre à un goutteux, mais
parce qu'on les administre à un goutteux affecté de la forme interstitielle du mal de Bright, du *goutty Kidney,* que les préparations

opiacées engendreront, à un moment donné, des accidents comme
ceux signalés par M. Charcot dans une note annexée à l'ouvrage
de Garrod (1). « Plusieurs fois, dit ce savant médecin, j'ai vu ce
médicament occasionner, en pareil cas, des phénomènes cérébraux
inquiétants, et provoquer même l'apparition de symptômes
urémiques. On devra craindre, dans la goutte, de voir les préparations opiacées produire des accidents de ce genre, lorsque la maladie est déjà de date ancienne et que les lésions du *rein goutteux* se
sont déjà prononcées. » Et à ce propos, il mentionne l'observation
de Todd, rappelée également par M. Labadie-Lagrave dans le travail cité plus haut, et relative à un goutteux qui présenta des phénomènes d'intoxication graves, après une ingestion de poudre de
Dower. « Todd, ajoute M. Labadie-Lagrave, n'hésita pas à mettre
sur le compte de la lésion rénale cette susceptibilité insolite du
malade à l'égard de la préparation opiacée. »

Après les lignes précédentes, on croira sans doute qu'il ne reste
plus qu'à proscrire l'opium de la thérapeutique des goutteux. Eh
bien, non ; les *injections sous-cutanées de morphine* pratiquées *loco
dolenti* constituent un moyen trop commode d'arrêter presque ins-
tantanément les manifestations douloureuses, pour que nous nous
résignions à nous en priver lorsqu'il n'y a pas raison de craindre
les accidents dont il vient d'être question et lorsque le médecin se
voit dans la nécessité de céder aux instances du goutteux qui réclame le prompt soulagement de ses souffrances. Nous avons dit :
dans les cas où il n'y a pas de raison de craindre des accidents liés
à la rétention de la morphine. Aussi, avons-nous soin, avant de recourir à notre remède de prédilection, de nous enquérir de la fonction urinaire chez le malade, de la quantité approximative d'urine
par vingt-quatre heures rendue dans les derniers temps, de l'absence
d'albumine dans ce liquide. Et ce n'est que lorsque nous avons acquis
la conviction que la sécrétion urinaire se maintient plutôt au-dessus
qu'au-dessous du niveau physiologique — car la néphrite goutteuse, il ne faut pas l'oublier, donne lieu en général à la polyurie —
que par conséquent des accidents de rétention ne sont pas à craindre,
ce n'est qu'alors que nous pratiquons une première injection de

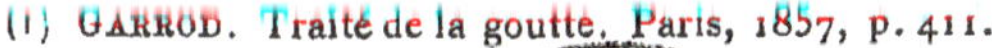

(1) GARROD. Traité de la goutte. Paris, 1857, p. 411.

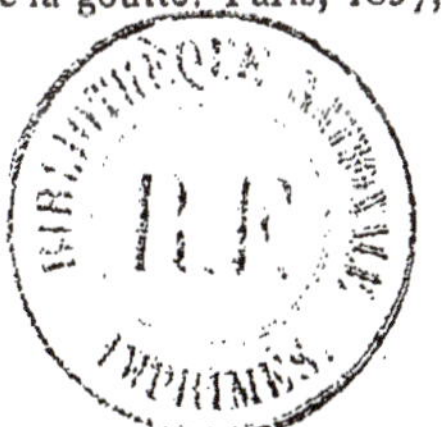

morphine à dose très faible. Et lorsque plus tard une seconde injection devient nécessaire, nous ne la pratiquons qu'après avoir tenu compte de l'influence de la précédente sur la sécrétion urinaire, après avoir constaté que cette sécrétion n'a pas subi une diminution trop sensible.

Depuis des années nous employons les injections de morphine, pratiquées au siége même de la tuméfaction goutteuse, soit au pied, soit à la main, soit au genou. Toujours il en est résulté un soulagement notable pour le malade, jamais nous n'avons eu d'accidents à déplorer. Tout récemment encore, chez un goutteux confié à nos soins et qui a eu successivement la main et le genou envahis par une tuméfaction énorme et très douloureuse, deux injections successives de morphine ont, non seulement amené une cessation complète de la douleur au moment des accès, mais abrégé la durée de l'attaque qui s'arrêta au bout de six jours.

Comme autres analgésiques propres à calmer les douleurs de la goutte, on a vanté la *jusquiame* et surtout la *belladone*. De ces médicaments, Garrod a dit qu'ils avaient l'avantage de ne pas entraver les sécrétions. Nous n'avons aucune expérience personnelle touchant leur efficacité ; mais il est certain que les accidents dus à la rétention d'un principe toxique ne sont pas moins à redouter avec la belladone qu'avec l'opium. Or, en nous adressant aux alcaloïdes de cette dernière substance, à la morphine, nous pourrons recourir à l'incorporation par voie hypodermique et agir très-promptement sur l'élément douleur, ce que nous n'oserions faire avec l'alcaloïde de la belladone, avec l'atropine.

Une autre solannée, préconisée dans le traitement des paroxysmes de la goutte, c'est le *tabac* sous forme de fumigations. « Cette médication, dit Trousseau, trouve son indication non pendant les accès, bien qu'elle soit encore utile et sans danger à la fin des crises, mais dans l'intervalle des accès, pour en prévenir le retour.... Tous les huit jours, à partir du moment où l'attaque est passée, le malade expose les articulations qui ont été prises, à la fumée de feuilles de tabac brûlées sur un réchaud. La chaleur doit être vive. De plus, cette fumée est reçue dans de gros bas ou dans des couvertures de laine dont on enveloppe les parties affectées. » De l'avis de Trousseau, les fumigations de tabac agissent en *stupé-*

fiant la partie mise en contact avec les vapeurs médicamenteuses et qui devient, par le fait, moins susceptible à l'égard des causes accidentelles capables de réveiller les manifestations douloureuses de la goutte.

Il nous reste à parler d'une substance médicamenteuse beaucoup mieux connue pour ses propriétés antipyrétiques que comme analgésique, c'est la *quinine*. Or, il est bien démontré que les sels de quinine exercent sur le pouvoir excito-moteur de la moelle une action dépressive qui diminue la perception des impressions douloureuses. Et voilà comment le sulfate de quinine rend des services si précieux dans le traitement des névralgies de la cinquième paire, qu'elles soient ou non périodiques. Depuis assez longtemps, ces propriétés analgésiques du sulfate de quinine ont été appliquées au traitement des accès de la goutte. Becquerel associait le sel de quinine à la digitale et au colchique, suivant la formule citée aujourd'hui dans tous les traités :

Rec.   Sulfate de quinine. . . . . $1^{gr}50$

Extrait de digitale. 0. 25

Extrait de semences de colchique. 0. 50

M. s. a. Pour une masse pilulaire que l'on divisera en dix pilules.

A prendre deux ou trois de ces pilules dans les vingt-quatre heures pendant quatre à cinq jours.

Nous préférons la morphine en injections sous-cutanées, à cause de la promptitude de l'action analgésiante ainsi obtenue. Nous ferons remarquer d'ailleurs que dans les cas d'élimination insuffisante, les effets cumulatifs de la digitale, de la quinine et du colchique sont au moins autant à craindre que ceux de la morphine.

MÉDICAMENTS ARTHRITIQUES

Sous ce titre, nous avons convenu de désigner les deux médicaments les plus efficaces contre les manifestations articulaires de la goutte, le colchique et l'acide salicylique, sauf à justifier ultérieurement cette qualification de médicaments arthritiques.

Colchique — Il n'est pas de médecin qui ignore que l'emploi du colchique dans le traitement de la goutte remonte à une haute antiquité, que le fameux remède désigné sous le nom d'*hermodacte* et qui passait auprès des médecins arabes comme un *spécifique des affections arthritiques*, n'est autre chose que notre colchique d'automne; c'est ce qu'ont mis en pleine lumière les recherches de notre compatriote J.-E. Planchon (1). Avicenne, dit Trousseau, l'avait surnommé *theriaca articulorum*. Paul d'Egine reconnaissait à l'hermodacte la propriété de faire disparaître les fluxions articulaires dans l'espace de deux, trois jours au plus, si bien que les malades étaient à même de reprendre leurs occupations.

Ce précieux remède tomba dans l'oubli pendant des siècles, jusqu'à ce que, il y a un peu plus de cent ans, Stoerk restitua au colchique d'automne le rang qui lui revient en thérapeutique. En effet, parmi les cliniciens de notre époque, il en est peu qui n'aient déposé en faveur de l'efficacité des préparations de colchique contre les accidents de la goutte, sauf à faire des réserves sur les dangers qu'entraîne l'emploi intempestif de ce remède. D'après Watson, le colchique « calme d'une manière presque magique les douleurs de la goutte. » Garrod déclare que dans la goutte aiguë le colchique exerce une action vraiment spécifique sur l'inflammation des jointures, et que c'est toujours avec avantage qu'on l'administre en pareils cas. Trousseau reconnaît que de tous les remèdes qui ont été préconisés contre la goutte, « celui qui agit le plus efficacement, c'est le colchique, et que, sous l'influence des préparations colchicaires, il a vu la douleur des accès de goutte cesser dans l'espace de sept ou huit heures. » Galtier Boissière, qui était goutteux, a pu constater sur lui-même l'action salutaire du colchique sur les douleurs de la podagre. MM. Jaccoud et Labadie-Lagrave ont pris soin de faire remarquer que « le colchique constitue non seulement le grand moyen curatif que les médecins modernes opposent à la goutte, mais qu'il forme encore la partie active de tous ces remèdes secrets préconisés à grand bruit, tels que l'eau médicinale de Husson, la teinture de Wilson, l'élixir de Reynold, les pillules préventives de Lartigue, les gouttes curatives, la liqueur de Laville, le vin d'Anduran, » et de beaucoup d'autres spécifiques.

(1) J.-E. Planchon. Des Hermodactes au point de vue botanique et pharmaceutique. Paris, 1865.

Mais si l'efficacité des préparations de colchique est incontestable et incontestée, on en peut dire autant des dangers de cette médication. « Sir C. Scudamore, dit Garrod, qui avait eu l'occasion fréquente d'observer les effets de l'Eau médicinale, assurait que ce remède affaiblit le système nerveux, produit une sorte de prostration et de langueur inconnues jusque-là au malade, et que, sous son influence, on voit souvent la goutte revêtir la forme chronique. » Petit accusait le colchique de rendre les accès plus fréquents et d'en augmenter la durée ; suivant Todd, le colchique est très efficace contre les douleurs de la goutte et abrège la durée des intervalles francs qui séparent les attaques. Ce médecin distingué a également insisté sur la tolérance, qui, chez beaucoup de malades, s'établit très vite à l'égard de ce médicament, ce qui entraîne la nécessité d'en augmenter progressivement les doses. Chez d'autres malades, au contraire, Todd a constaté des phénomènes d'intolérance occasionnés par des doses très faibles de colchique et qu'il attribue avec juste raison à l'accumulation de la substance médicamenteuse *(cumulative effets)*. Et M. Charcot ajoute : « Sous ce rapport, comme l'a fort bien remarqué M. Bouchardat *(Annuaire de thérapeutique,* p. 136, 1853), le colchique peut être rapproché de la digitale ou de la strychnine, et il n'est guère douteux que plusieurs cas cités comme des exemples de goutte remontée ou rétrocédée doivent être rapportées à un empoisonnement par le colchique. » Donc, en dehors de l'influence regrettable que le colchique peut exercer sur la marche ultérieure d'une goutte franche, voilà encore un médicament dont il y a tout lieu de craindre les effets toxiques, cumulatifs, chez les goutteux qui éliminent mal parce qu'ils ont le rein altéré. On ne saurait dès lors être trop circonspect, on ne saurait trop se préoccuper de l'état de la fonction urinaire avant de prescrire une préparation colchicacée, absolument comme pour l'opium, comme pour le mercure, et, nous le démontrerons bientôt, comme pour l'acide salicylique dont les effets cumulatifs sont peut-être plus à craindre que pour toute autre substance.

Mais comme en somme il est souvent difficile de se passer du précieux concours de ce médicament, comme les dangers signalés sont relativement minimes chez les goutteux jeunes, robustes, qui en sont à leurs premières attaques, il importe de connaître le mode d'administration à la fois le plus sûr et le plus inoffensif des préparations à base de colchique.

Suivant Garrod, il est utile de débuter par une première dose élevée : 2 à 4 grammes de vin de colchique à prendre en une seule fois, en continuant par des doses plus faibles, 50 à 60 centigrammes, deux ou trois fois dans les vingt-quatre heures pendant les jours qui suivent et en s'arrêtant lorsque surviennent des phénomènes d'intolérance.

Nous préférons de beaucoup la manière de faire, préconisée jadis par Galtier-Boissière, et que ce médecin distingué a expérimenté sur lui-même. Elle consiste à faire usage d'une teinture de colchique, préparée avec une partie de semences concassées, pour huit parties d'alcool à 33°, et à en prescrire *trente-deux gouttes* à prendre, le premier jour par fractions de *huit* gouttes, de deux heures en deux heures ; ces huit gouttes sont diluées dans une tasse de thé ou de café faible. En procédant ainsi par doses fractionnées, on peut s'arrêter aussitôt que l'effet voulu, l'apaisement des douleurs articulaires, est obtenu, et avant que les phénomènes d'intolérance ne se soient accentués. Le lendemain, on suspend l'administration du colchique et on fait prendre au malade une préparation de quinquina, de préférence 1 gramme de sulfate de quinine dissout dans une quantité suffisante d'eau de Rabel, à prendre en quatre fois, également à des intervalles de deux heures, dans une tasse de café léger.

Pour éviter les phénomènes d'intolérance du côté de l'estomac, on pourra incorporer ces substances médicamenteuses par la voie rectale, en les fractionnant également par quart de lavement à donner de demi-heure en demi-heure. Mais quelle que soit la voie d'introduction employée, il faut toujours préalablement faire administrer au goutteux un lavement simple, pour faciliter l'absorption du médicament par la muqueuse des voies digestives.

Quand cette première dose de colchique ne produit pas un soulagement suffisant, le troisième jour on en administre une nouvelle, augmentée d'un quart (40 gouttes dans les vingt-quatre heures), en s'arrêtant aussitôt que se manifeste une diaphorèse et une diurèse abondantes, indices d'un soulagement prochain. Le quatrième jour, le malade prend de nouveau un gramme de sulfate de quinine comme il a été dit plus haut. On continuera ainsi, si besoin est, mais sans jamais dépasser la dose de six grammes de teinture de colchique dans les vingt-quatre heures et en fractionnant cette dose en quatre prises, de plus en plus espacées et étendues chacune dans une quantité proportionnelle de véhicule.

Acide salicylique et salicylate de soude. Il n'est pas de médecin qui, aujourd'hui, ignore l'efficacité merveilleuse des préparations salicylées dans le traitement du rhumatisme articulaire aigu. C'est à M. le professeur G. Sée que nous devons l'introduction en France de cette puissante et précieuse médication. C'est aussi lui qui le premier en fit l'application au traitement des manifestations articulaires de la goutte. Voici comment ce savant médecin s'exprimait à cet égard dans sa remarquable communication à l'Académie de médecine (séance du 26 juin 1877) :

« Les propriétés analgésiantes du salicylate de soude dans les affections rhumatismales m'ont suggéré la pensée d'appliquer cette méthode de traitement à cette maladie si complexe qu'on appelle la goutte ; on n'avait pas songé à utiliser ce remède en pareille circonstance, lorsque, il y a cinq mois, j'instituai mes premiers essais, et l'observation clinique ne tarda pas à justifier complétement mes prévisions thérapeutiques. Je constatai, en effet, non-seulement la disparition presque immédiate des douleurs, mais encore la prompte cessation des fluxions articulaires ; les accès de goutte aiguë étaient surmontées en quarante-huit heures.

« Mais il y a plus. Etendant le domaine de cette médication à la goutte chronique, je ne fus pas peu surpris d'obtenir la résolution des engorgements articulaires les plus anciens, la diminution, parfois même la disparition complète des tophi et le retour des mouvements dans les articulations qui depuis des mois et des années avaient subi les atteintes de la goutte jusqu'à la formation des fausses ankyloses. »

Dès l'époque de la communication de M. G. Sée, qui eut un si grand retentissement, le professeur Bouchard a observé sur deux goutteux les résultats annoncés par son éminent collègue. Plus récemment, M. le docteur Boulomié a publié les résultats de son observation personnelle, relatifs à ce point de thérapeutique. Sur un ensemble de plus de cent goutteux, il compte tout au plus quatre à cinq cas d'insuccès ; des autres malades, plus de moitié ont été guéris *immédiatement* de l'accès traité et les autres ont été soulagés de leurs douleurs ; « mais il semblait que la goutte fût obligée, pour ainsi dire, de parcourir les autres jointures ; toutes étaient passées en revue, et, fait remarquable, sans que *jamais,* même dans les cas qui duraient deux ou trois semaines, aucun organe interne ne fût pris. »

L'action salutaire de la médication salicylée sur les manifestations arthritiques de la goutte, aiguë ou chronique, est donc incontestable et elle paraît être aussi puissante et aussi rapide que dans le rhumatisme articulaire aigu, où, cela est aujourd'hui bien établi, l'on voit des malades recouvrer l'entier usage de leurs membres dans quarante-huit heures, dans quelques jours au plus. Et pourtant, si la médication salicylée continue de primer toutes les autres méthodes de traitement dans le rhumatisme articulaire aigu, il faut reconnaître, comme nous l'avons dit au début de ce travail, que le silence s'est fait autour d'elle en ce qui concerne son efficacité dans le traitement de la goutte. La cause en est, croyons-nous, dans l'émotion, exagérée sans doute, causée par un nombre restreint de faits malheureux survenus à la suite de l'administration du salicylate de soude. On a vu l'un ou l'autre goutteux soumis à cette médication, mourir subitement dans le cours du traitement, et, cela va sans dire, on n'a manqué de mettre sur le compte du salicylate de soude une terminaison fâcheuse qui pouvait n'être qu'une simple coïncidence. La lumière est loin d'être faite sur ces faits ; il ne faut pas oublier que les goutteux sont prédisposés dans une certaine mesure à la mort subite, parce que tôt ou tard ils ont le cœur gras, qu'avant cette période de dégénérescence graisseuse ils ont le cœur hypertrophié et que cette hypertrophie cardiaque coïncide maintes fois avec l'athéromacie artérielle, d'où danger d'hémorrhagie cérébrale.

Sans doute la médication salicylée dans le traitement de la goutte a ses dangers, mais qui n'ont rien de mystérieux et qui sont les mêmes que pour les autres médications réputées efficaces contre les douleurs de la podagre. Ces dangers, M. le professeur G. Sée a été le premier à les prévoir et, ce qui est mieux encore, à en expliquer le mécanisme. Dans sa communication à l'Académie de médecine, qui est une étude de thérapeutique clinique et physiologique vraiment remarquable, il a insisté sur la rapidité d'élimination de l'acide salicylique qu'on retrouve dans l'urine déjà dix minutes après l'ingestion du médicament par la voie buccale; il a mis en pleine lumière les dangers de l'élimination insuffisante d'une substance qui, à doses immodérées, agit comme un toxique. « Dès que les reins sont atrophiés, soit par la maladie, soit par l'âge, l'élimination du médicament par les urines étant entravée, il en résulte localement de l'irritation rénale caractérisée par une augmentation de l'albuminurie, d'une autre part par des accidents plus intenses de salcylisme par suite de l'accumulation du médicament dans le sang. »

Nous le répétons, ces mêmes accidents sont à craindre avec toutes les autres substances médicamenteuses que nous avons passées en revue, calomel, opium, colchique, etc., parce qu'ils tiennent non pas à une action propre du médicament incriminé, mais à une complication fréquente de la goutte, à la néphrite atrophique, qui en entravant l'élimination, donne naissance à des effets cumulatifs. Aussi nous sommes, pour le moment, convaincu que la médication salicylée dans le traitement de la goutte ne mérite pas la réputation que lui ont faite certains de ses détracteurs. Nous serions heureux de provoquer des éclaircissements sur cette intéressante question de thérapeutique, de la part de l'éminent clinicien qui a été le promoteur de cette médication, et cela d'autant plus que le salicylate de soude a donné des succès dans des cas où les autres anti-goutteux, le colchique en particulier, s'étaient montrés absolument inefficaces.

Il va de soi, après ce que nous venons de dire, que le salicylate de soude devra être administré sous les mêmes réserves que celles formulées à propos des anti-goutteux que nous avons étudiés dans les chapitres précédents: on devra au préalable s'assurer que les urines sont abondantes, qu'elles ne renferment pas d'albumine, que le malade n'a pas déjà présenté des symptômes d'ordre urémique. D'une façon générale, l'âge avancé du malade, la sénilité précoce, une longue durée antérieure de la goutte seront considérés comme des contre-indications. Est-il nécessaire de dire aussi combien il importe d'avoir sous la main une préparation sûre, d'un dosage facile, qui évite au médecin des erreurs regrettables qu'on mettrait ensuite sur le compte de la médication elle même ?

Quant au mécanisme de l'action thérapeutique du salicylate de soude, on a cru un instant que ce médicament agissait en stimulant l'élimination de l'acide urique ; M. Bouchard a démontré qu'il n'en était rien. M. G. Sée soutient que le salicylate de soude exerce une action directe sur la fluxion articulaire et qu'il ne fait tomber la fièvre et les autres manifestations que par la voie indirecte. C'est aussi l'opinion soutenue dans une récente publication par M. Vulpian. Le savant professeur de la Faculté de médecine de Paris est tout disposé à croire que ce sel « agit d'une façon particulière sur les éléments anatomiques des tissus articulaires (1) » et on s'explique ainsi comment la médication salicylée réussit également bien dans le rhumatisme et la goutte. C'est donc bien d'un médicament arthritique qu'il s'agit et l'on peut en dire autant du colchique.

Après avoir discuté les avantages des médications dont l'efficacité contre les accès de la goutte aiguë franche est incontestable, il nous reste à dire que l'emploi de ces mêmes médications se trouve encore indiqué lorsqu'il s'agit de combattre les exacerbations douloureuses du côté des jointures, qui surviennent avec plus ou moins de régularité lorsqu'une fois la goutte a passé à l'état chronique. A ce moment, la maladie s'est en quelque sorte implantée sur une ou plusieurs articulations, qui ne cessent de présenter un certain degré de tuméfaction douloureuse avec rigidité et déformation de la jointure. Seulement, cette tuméfaction et la douleur qui l'accompagne affectent à un moment donné une acuité plus grande, et ces accès atypiques frappent successivement plusieurs jointures pour ne s'arrêter que peu de temps sur la même. En pareil cas, la nécessité d'intervenir est généralement moins pressante, parce que les douleurs sont moins vives et partant plus supportables. Mais si, impatienté par la longue durée de ces attaques irrégulières, le malade réclame à toute force l'intervention du médecin, celui-ci devra user de plus de prudence que jamais, dans l'emploi des remèdes capables de faire cesser les douleurs de la goutte. En effet, si les dangers que fait courir aux goutteux l'emploi de l'opium ou de la morphine, des préparations de colchique, du salicylate de soude résultent, comme nous ne nous lasserons de le répéter, d'une élimi-

---

(1) VULPIAN. Du mode d'action du salicylate de soude. Extrait du journal de pharmacie et de chimie.

nation insuffisante de ces substances médicamenteuses, conséquence d'une néphrite atrophique *(goutty Kydney)*, c'est surtout
dans les cas de goutte invétérée, lorsque la maladie a imprimé ses
traces sur la plupart des tissus, que cet écueil est à craindre. C'est
dans ce sens évidemment qu'il faut interptéter les préceptes généraux formulés par Garrod, sur le traitement de la goutte chronique.
« Si, dit-il, dans la goutte aiguë, la direction du traitement est
subordonnée dans une certaine mesure à l'état particulier de l'organisme, à l'idiosyncrasie, à plus forte raison ce précepte doit-il être
mis en vigueur lorsqu'il s'agit de la goutte chronique. Ici, en effet,
telle indication qui, dans un cas, est couronnée de succès, pourra,
dans un un autre cas, rester sans effet ou même se montrer décidé-
ment préjudiciable. » Et plus loin, le médecin anglais ajoute que
dans le traitement de la goutte chronique, il convient surtout d'activer les fonctions des organes sécréteurs, celles des reins en particulier. A l'idiosyncrasie, mot qui ne signifie pas grand chose,
nous avions donc raison de substituer le critérium de l'état de la
fonction rénale, et de subordonner l'intervention du médecin à la
constatation de l'intégrité de cette fonction ; car, chez le goutteux
c'est la lésion du rein qui fait que telle substance qui avait agi
comme un remède salutaire chez l'un, devient un toxique violent
chez l'autre, sans que pour cela il y ait lieu de parler de métastase
et de goutte rétrocédée.

Donc, dans la goutte chronique plus encore que dans la goutte
aiguë, la nécessité d'un examen qualitatif et quantitatif des urines
s'impose au médecin, lorsque celui-ci est pressé d'intervenir contre
les exacerbations du côté des jointures. Et lorsque la constatation
de l'albuminurie ou de l'oligurie, contre-indique l'emploi des substances telles que l'opium, la morphine, le colchique, le salicylate
de soude, il se contentera de recourir aux diurétiques anodins, en
particulier au lait, de faire envelopper chaudement les jointures
envahies et d'exhorter le malade à la patience en lui exposant les
dangers que lui ferait courir une intervention intempestive.

Avant d'étudier le traitement général de la goutte, le traitement
à diriger contre la cause première des accidents de cette maladie,
contre l'urémie, il nous reste à signaler certaines médications van-
tées contre les désordres articulaires consécutifs aux attaques de

goutte ; nous voulons parler du gaïac et de l'iodure de potassium. Les attaques de goutte ne laissent pas seulement à leur suite des dépôts tophacés dans l'intérieur et au pourtour des jointures ; elles s'accompagnent aussi, nous l'avons dit plus haut, d'un travail inflammatoire qui porte surtout sur les tissus fibreux péri-articulaires. Ces désordres sont naturellement plus accusés dans la goutte chronique, et ils peuvent engendrer une rigidité allant jusqu'à l'impuissance fonctionnelle du membre, indépendamment de l'ankylose causée par les tophi. Ceux-ci, d'ailleurs, en irritant les tissus de voisinage, contribueront à entretenir cette inflammation péri-articulaire. Pour la combattre, on a vanté l'iodure de potassium qui est, en effet, un des plus puissants résolutifs, en sa qualité de modificateur des circulations locales. Garrod conseille de le prescrire, en pareil cas, à très faibles doses. On en fera prendre, par exemple, *vingt centigrammes* dans les vingt-quatre heures, en dissolution dans l'eau et en deux ou trois prises. Il y a tout avantage à se borner à de faibles doses et à mettre les goutteux à l'abri de l'action débilitante de ce médicament.

On a employé dans le même but le gaïac, auquel Garrod attribue une action spéciale sur les tissus fibreux. Selon ce médecin distingué, l'emploi de ce médicament est indiqué surtout dans les cas de rigidité articulaire, où la circulation est languissante et où on aura remarqué que l'application du chaud soulage les douleurs ; il peut être continué indéfiniment sans qu'il en résulte aucun inconvénient sérieux ; c'est tout au plus si on observe parfois un effet purgatif et des nausées. On le prescrira sous forme de teinture, en suspension dans un mucillage gommeux.

On emploie encore contre ce genre de désordre articulaire les eaux chlorurées sodiques en bains, notamment celles de Salins, de Balaruc, de Bourbonne, d'Uriage, ainsi que les bains de boues de Saint-Amand et de Barbotan. Les frictions sèches, les applications de sachets de sable chaud, l'électricité sont également des remèdes indiqués. L'hydrothérapie sous forme de douches doit être rejetée, malgré sa puissante action résolutive, car on pourrait craindre de réveiller, par l'emploi de cette pratique, des poussées aiguës du côté des jointures rigides.

II

TRAITEMENT DE LA DIATHÈSE GOUTTEUSE

En étudiant la nature de la goutte, nous avons formulé un certain nombre de conclusions qu'il est nécessaire de rappeler ici pour bien faire saisir les indications que comporte le traitement de cette diathèse :

Nous avons vu que l'uricémie ou lithémie, c'est-à-dire l'accumulation de l'acide urique dans le sang et les humeurs est une condition *nécessaire* au développement de la diathèse goutteuse, mais non *suffisante*.

Que cette uricémie a été pendant longtemps et à tort considérée comme l'effet d'une transformation incomplète des principes alimentaires capables de donner de l'urée. Ces principes alimentaires, disait-on, au lieu de passer, par voie d'oxydation, à l'état d'urée, s'arrêtent à l'état d'acide urique lorsque l'oxygène est introduit dans l'organisme en quantité insuffisante, et on admettait que ce déficit peut être purement relatif, dans le cas par exemple où l'alimentation est trop riche en substances azotées et grasses. Or, il paraît extrêmement probable que l'acide urique qui s'accumule dans les humeurs à l'état pathologique est un véritable produit de sécrétion et que celle-ci a pour organes principaux la rate et surtout le foie. Et à l'appui de cette idée, qui pouvait paraître par trop hypothétique, nous avons cité l'opinion du professeur Charcot sur la nécessité d'admettre une relation entre l'hypérémie hépatique prémonitoire et l'accumulation de l'acide urique dans le sang, à l'approche d'une attaque de goutte.

Qu'une alimentation riche en principes albuminoïdes et en matières grasses active la production, ou si l'on veut la sécrétion de l'acide urique par le foie et d'autres parenchymes ; qu'il doit en être de même de beaucoup de principes aromatiques contenus dans les aliments de haut goût et dans les boissons fermentées, comme cela est démontré déjà pour l'asparagine.

Que cette tendance à l'uricémie peut être transmise par voie d'hérédité, comme cela se voit pour d'autres altérations humorales, pour la cystinurie, la glycosurie, la pyrocatéchinurie. — voilà pour la condition nécessaire.

Nous avons dit ensuite que le développement d'une attaque de goutte impliquait l'intervention, à côté de l'uricémie, d'un autre facteur qui est la diminution du degré d'alcalinité du sang et des humeurs, laquelle entraîne la précipitation de l'urate de soude.

Que cette diminution d'alcalinité peut porter sur la masse des liquides, comme il arrive dans le cas de dyspepsies avec fermentations acides, donnant naissance à des quantités souvent notables d'acide lactique, acétique, butyrique, valérianique, etc., ces acides résorbés contribuant avec l'acide urique à diminuer l'alcalinité du sang, sans jamais pouvoir neutraliser ce liquide.

Qu'il n'en est probablement pas de même dans d'autres humeurs que le sang, dont la circulation et le renouvellement organique n'offrent pas la même activité ; dans les réseaux lymphatiques et dans les cartilages, par exemple.

Que la diminution de l'alcalinité du sang peut être accrue dans ces mêmes tissus par des influences locales, parmi lesquelles nous comptons le ralentissement de la circulation et l'inflammation.

Nous étions ainsi arrivé à la conception suivante de l'attaque de goutte : Sous l'influence d'une prédisposition héréditaire ou d'écarts de régime, les organes tels que le foie, qui produisent de l'acide urique à l'état normal, fabriquent de ce principe en excès ; l'uricémie est constituée. Si ensuite sous l'influence de troubles digestifs ou autres, les humeurs se chargent d'autres principes acides, elles deviennent moins aptes à tenir l'urate de soude en dissolution ; il y a tendance à la précipitation des urates dans le sang et les tissus très vasculaires, mais l'alcalinité ne diminue jamais suffisamment pour permettre cette précipitation. Celle-ci ne s'opérera que dans les réseaux baignés par un milieu moins alcalin, où la circulation moins active ne s'effectue que par voie d'imbibition, dans les cartilages entre autres. Encore faut-il qu'une cause occasionnelle, qui exagère l'afflux du liquide chargé d'urate de soude, par exemple une inflammation traumatique ou spontanée, intervienne pour qu'il s'opère une précipitation en masse. Les dépôts d'urate de soude qui se forment ainsi dans un cartilage articulaire, agissant comme un véritable corps étranger, engendreront les douleurs paroxystiques de l'attaque de goutte. Ces douleurs cesseront lorsqu'une partie de l'urate de soude précipité aura été reprise par la sérosité transsudée des vaisseaux qui entourent le cartilage.

Ces prémisses posées, il est facile de prévoir quelles sont les données du problème à résoudre lorsqu'il s'agit d'instituer un traitement rationel contre la diathèse goutteuse :

Il faudra tout d'abord régler l'hygiène et le régime alimentaire du sujet de façon à le soustraire à toutes les influences extérieures capables d'activer la fonction uricémique du foie et des autres glandes similaires.

Le second point à remplir est de régulariser les fonctions du foie en évitant surtout tout ce qui tend à activer la circulation et par suite les fonctions sécrétoires de cette glande. Cette indication s'impose tout particulièrement dans les cas où existe une prédisposition héréditaire à l'uricémie.

On en peut dire autant de la nécessité de maintenir le fonctionnement normal des organes digestifs considérés dans leur ensemble. Car, nous le répétons, la dyspepsie caractérisée par des fermentations anormales aboutit à faire passer dans le sang et les humeurs des produits acides, qui aggravent l'uricémie et favorisent la précipitation de l'urate de soude.

Enfin, il faut s'attacher à mettre l'uricémique à l'abri des influences locales qui sont les causes occasionnelles de la précipitation de l'urate de soude dans un tissu déterminé ; et ces influences, nous le rappelons, ce sont surtout le ralentissement circulatoire, l'inflammation et les troubles nutritifs qui ont pour effet de diminuer l'alcalinité des humeurs dans un tissu non vasculaire.

Examinons maintenant en détail, comment nous arrivons à remplir ces diverses indications.

Hygiène et régime alimentaire. L'hygiène et le régime alimentaire jouent un rôle considérable dans la prophylaxie et le traitement de la diathèse goutteuse ; c'est encore là un point sur lequel l'accord est fait parmi les cliniciens les plus compétents. Sydenham a proclamé l'impuissance des médicaments dirigés contre la goutte, lorsque leur action n'est pas appuyée par une hygiène appropriée. Cullen avait la conviction qu'un homme qui se vouerait dès sa jeunesse aux exercices du corps et qui renoncerait à une nourriture trop riche en substances animales, échapperait aux atteintes de la goutte, même s'il était entaché de la prédisposition héréditaire. D'après Garrod, « on ne saurait mettre en doute la grande importance de l'hygiène et d'un régime sagement réglé pour prévenir le retour des accès de goutte chronique, » et il ajoute que les exemples ne manquent pas de goutteux débarrassés de leurs attaques à partir du moment où, tombés dans la misère, ils étaient obligés de subvenir à leur existence par un travail soutenu. M. le professeur G. Sée, dans son enseignement clinique, attribue à l'alimentation de luxe une influence prépondérante dans le développement de la goutte aiguë. MM. Jaccoud et Labadie-Lagrave discutent la question de l'hygiène et du régime en tête du chapitre qu'ils ont consacré au traitement de la diathèse goutteuse, et ils concluent à ce qu'un régime bien entendu combiné avec l'administration d'une eau bicarbonatée sodique est d'une incontestable puissance et que « *son inefficacité fréquente est imputable ou à une application trop tardive ou au défaut de soumission des malades.* »

Mais quand on entre dans les détails de la question, on se heurte à des contradictions regrettables. Quelques uns défendent aux goutteux l'usage de la viande en général. Il en est qui recommandent ou tolèrent l'usage de la volaille, du poisson, condamné par d'autres. Il en est de même pour les liquides. Le lait, vanté par les uns, est considéré comme très préjudiciable aux goutteux par les autres. Selon MM. Jaccoud et Labadie-Lagrave, le café, le thé, les liqueurs ne peuvent être autorisés que par exception ; la boisson la plus salutaire est l'eau pure.... et si l'usage de l'eau n'est pas toléré, on peut conseiller les vins blancs les plus légers du Rhin ou de la Moselle, ou bien la bière faible, notamment le pale ale. » Au contraire, Garrod mentionne les vins du Rhin et de la Moselle parmi ceux dont l'usage doit être absolument défendu ; au sujet du thé et du café, il se contente de limiter les goutteux à de faibles quantités de ces boissons et sous forme d'infusions peu concentrées, rappelant d'ailleurs que la goutte est inconnue dans les pays comme la Turquie et la Chine, où le café et le thé se consomment sans mesure. Quant à condamner les goutteux à ne boire que de l'eau, Garrod, à ce propos, évoque le témoignage de Sydenham qui disait : « Si vous buvez du vin, vous prenez la goutte ; si vous ne buvez pas de vin, la goutte vous prend. »

Il importe, en effet, de se tenir en garde contre cet autre écueil qui consiste à jeter le made dans une débilité tout aussi à craindre que l'uricémie. Donc, le régime végétal exclusif, l'abstinence complète du vin, ne conviennent pas aux goutteux habitués depuis leur enfance à une alimentation plantureuse et menant une vie active. D'un autre côté, il faut proscrire sévèrement de l'alimentation de ces malades certaines substances qui contribuent au développement de la goutte, parce que du même coup elles activent la production de l'acide urique et engendrent des troubles dyspeptiques avec fermentations acides ; ainsi : le gibier, les viandes de haut goût, les crustacés, les poissons de mer en général, sauf ceux dont la chair est reconnue d'une digestion facile ; parmi les légumes, les asperges ; et parmi les fruits, les pommes et les poires, car nous avons eu occasion de le dire, l'asparagine et l'acide pommique passent pour stimuler la production de l'acide urique par l'organisme. Parmi les boissons, les bières fortes et surtout les bières anglaises, telles que le *stout* et le *porter ;* les vins généreux et surtout le porto, le vin de Champagne, enfin les eaux-de-vie et en général les liqueurs riches en alcool ou aromatisées et qui sont nuisibles parce qu'elles congestionnent le foie.

On mettra donc le goutteux au régime mixte. En fait de viandes, on ne lui laissera manger que des viandes de boucherie, préparées sans sauces, sans ces raffinements culinaires qui sont une cause si fréquente de dyspepsie. Le porc, la volaille, doivent, à notre avis, être défendus aux goutteux. Les poissons d'eau douce leur seront accordés à volonté ; pourtant Garrod proscrit le saumon. Les graines, les légumes secs sont à repousser comme étant d'une digestion difficile. Par contre, les légumes, qui passent pour rafraîchissants parce qu'ils entretiennent la liberté du ventre, conviennent très bien, ainsi que les navets dont l'action diurétique est bien connue. Nous conseillerons de même, comme boisson, l'usage modéré des vins légers du Rhin et de la Moselle, à cause de leur action diurétique, salutaire aux goutteux. Nos vins légers français, coupés d'eau, ne peuvent qu'être utiles, à condition que les goutteux en usent avec modération. On permettra également l'usage des bières légères. Quant au lait, il a été vanté dans le traitement de la goutte et non sans raison. C'est en effet le meilleur sédatif de l'estomac, le plus puissant et le plus inoffensif des diurétiques. Est-ce à dire que du lait glacé ingéré par les fortes chaleurs de l'été ne pourra pas produire, chez un goutteux, les mêmes accidents qu'on a vu survenir chez des sujets en bonne santé qui avaient commis semblable imprudence ?

Naturellement il importe de réglementer l'heure et le nombre des repas et de proportionner la quantité d'aliments substantiels aux facultés digestives de chaque sujet, et surtout à la somme de travail physique qu'il a l'habitude de fournir. Cela nous amène à parler de l'hygiène.

Les goutteux doivent-ils se donner beaucoup de mouvement ? Oui, quand l'état de leurs jointures le permet. Mais encore ne faut-il point qu'ils se surmènent, et ce conseil convient surtout au cas où chez un goutteux il existe des signes de dégénérescence ou d'insuffisance cardiaque. On conseillera donc une vie active en plein air aux personnes robustes menacées de la goutte ou qui ont déjà eu des attaques de cette maladie. L'équitation passe pour être le meilleur exercice à conseiller en pareilles circonstances, au point que dans son « Traité de l'utilité de l'exercice, » Sydenham a dit : « J'ai souvent pensé que si quelqu'un connaissait un remède aussi efficace dans la goutte que l'exercice du cheval longtemps et régulièrement continué et qu'il voulut le tenir secret, il pourrait faire fortune. » Ce genre d'exercice convient surtout aux goutteux dont le cœur se ressent mal des fatigues de la marche. A défaut de l'exercice à pied ou à cheval, on conseillera les promenades en voiture découverte, lorsque la saison le permet. On expose ainsi le malade à un véritable bain d'air ; or, l'oxygénation du sang est un adjuvant de grande valeur du traitement hygiénique et pharmaceutique de la goutte. Et voilà pourquoi on fera bien de prescrire aux goutteux riches et valétudinaires le séjour dans une station hivernale pendant la mauvaise saison.

Les frictions sèches, l'hydrothérapie, tout ce qui peut activer la circulation de la peau et par voie indirecte la circulation des viscères profonds, sont également à conseiller aux goutteux. Il est démontré d'ailleurs que l'insuffisance et la suppression des fonctions cutanées tend à diminuer l'alcalinité du sang, et par conséquent à favoriser la précipitation des urates.

Alcalins. — Depuis longtemps l'empirisme attribue aux alcalins une certaine efficacité contre la goutte et la néphrétique que l'on considère aujourd'hui comme des manifestations de la diathèse urique. Boerhaave et Hoffmann conseillaient comme un excellent remède contre la goutte les cendres de certaines plantes qu'on faisait dissoudre dans du vin du Rhin. Cullen préconisait l'eau de chaux, le savon, les terres absorbantes. Lorsque Wollaston eut démontré la nature uratique des concrétions goutteuses, il ne manqua pas de faire remarquer que « la connaissance de ce fait peut nous conduire à tenter dans la goutte l'emploi des alcalins qui, d'après les observations du docteur Cullen, paraissent capables d'empêcher le retour de la maladie ; » et il ajoutait : « Elle peut ainsi nous déterminer, dans les cas où nous voulons corriger l'acidité si fréquente chez les goutteux, à administrer les alcalins fixes, qui jouissent du pouvoir de dissoudre la matière goutteuse, de préférence aux terres qui ne sauraient avoir cette propriété. »

Depuis lors on n'a cessé d'appliquer cette donnée de Wollaston, pour réduire le problème si complexe de la pathogénie et du traitement de la goutte à une simple question de chimie ; on a préjugé l'efficacité d'un remède employé contre la diathèse goutteuse d'après sa plus ou moins grande aptitude à dissoudre les concrétions uratiques, et cette manière de raisonner, appliquée en particulier aux alcalins, a été la source d'erreurs dont beaucoup ont cours aujourd'hui encore. On n'oubliait qu'une chose, c'est que l'homme, goutteux ou non, n'est pas un bocal, et on a eu tort.

Que les alcalins et surtout les sels de potasse et de soude en suspension dans l'eau dissolvent avec une grande facilité les urates, et que ce soit à cette propriété que certaines eaux alcalines doivent en partie leur action salutaire contre la diathèse goutteuse et ses manifestations, cela n'est pas douteux. Nous rappellerons à ce propos l'expérience bien connue de Garrod : « De petits fragments de cartilage articulaire incrustés d'urate de soude, provenant de sujets goutteux ont été plongés les uns dans une solution de carbonate de soude, les autres dans une solution de carbonate de potasse. Au bout d'un certain temps, ceux-ci seront dépouillés de l'urate de soude et auront repris les caractères de l'état normal, tandis que ceux-là n'auront subi aucune modification appréciable. » Le carbonate de soude est donc beaucoup plus lent à dissoudre les concrétions uratiques ; il semblerait donc logique de conclure que ce sont les sels de potasse qui conviennent tout particulièrement pour combattre les altérations humorales de la diathèse goutteuse. Et pourtant l'expérience clinique est là qui nous enseigne que ce sont au contraire les *eaux bicarbonatées sodiques* qui tiennent le premier rang parmi celles qu'on a reconnues pour être salutaires au goutteux ! C'est que, encore une fois, on ne saurait résoudre un problème de thérapeutique avec les seules données de la chimie. Qu'on se reporte à ce que nous avons dit de la pathogénie de la goutte et des indications thérapeutiques qui en découlent, et on comprendra ce qu'a d'insuffisant une pareille manière de procéder.

Dissoudre les concrétions uratiques déjà formées, empêcher l'urate de soude en circulation dans le sang de se précipiter sous forme de tophus, c'est prévenir l'attaque de goutte ; la diathèse goutteuse subsiste. Pour la déraciner, il faut tarir à sa source la production de l'acide urique ; or, nous avons dit que les recherches les plus récentes tendent à considérer l'acide urique qui circule dans le sang du goutteux comme un produit de sécrétion, et le foie comme son principal centre d'élaboration. Une médication dirigée contre la diathèse goutteuse devra donc avant tout modifier ce trouble fonctionnel de la glande hépatique. Accessoirement elle devra, lorsque la diathèse urique coexiste avec une dyspepsie entretenue par des fermentations acides, tendre à rétablir le fonctionnement normal de l'appareil digestif pour empêcher le passage dans le sang des produits acides de ces fermentations anormales, qui aggravent l'uricémie et favorisent la précipitation de l'urate de soude. Garrod, qui attache une si grande importance à l'action dissolvante du sel alcalin employé dans le traitement de la diathèse goutteuse, avait pourtant compris que le problème à résoudre comporte d'autres éléments. On sait, écrivait-il, que les fonctions du foie sont fréquemment troublées dans la goutte, *ou tout au moins dans l'état diathésique* où elle prend racine ; et l'on comprend par là qu'il puisse se produire un amendement des symptômes goutteux, toutes les fois que les fonctions hépatiques s'améliorent (1). » Or, en parlant de l'action salutaire des Eaux de Vichy employées contre la diathèse goutteuse, il a soin de faire remarquer que la présence d'un excès de soude dans l'organisme « a pour effet de modifier les fonctions du foie et de les rétablir dans leur type normal. » Dans un autre passage, après avoir rappelé que le bicarbonate de soude est inférieur au bicarbonate de potasse comme dissolvant des urates, Garrod s'empresse d'ajouter : « Il est cependant des cas où le bicarbonate de soude rend des services parce qu'il est mieux supporté par certains estomacs que le bicarbonate de potasse ; de plus, il semble exercer une influence marquée sur la sécrétion hépatique. Je le prescris dans cette forme de goutte qui survient chez les pléthoriques, alors que les reins sont peu affectés et que la diathèse paraît être intimement liée à un dérangement des organes chylopoiétiques. »

Garrod a eu cent fois raison de dire que le choix du sel alcalin à prescrire dans le traitement de la diathèse goutteuse a de l'importance. Mais là où il a eu tort, à notre avis, c'est lorsqu'il subordonne exclusivement ce choix à des considérations de chimie pure. Dans le chapitre qui suivra, nous nous proposons de démontrer que les Eaux de Vichy sont très efficaces, dans des circonstances déterminées, contre la diathèse goutteuse qu'il ne faut pas confondre avec la diathèse urique, et cela non seulement parce qu'elles augmentent l'alcalinité du sang et des humeurs, mais surtout parce que leur administration rationnelle modifie en bien les fonctions troublées du foie et de l'estomac. C'est parce qu'elles répondent à cette triple indication : de rendre au sang son alcalinité physiologique, de régulariser les fonctions sécrétoires de la glande hépatique et probablement aussi de la rate, de combattre la dyspepsie acide, que ces eaux constituent dans des cas déterminés le traitement par excellence de la diathèse goutteuse. Quant à soutenir que les Eaux de Vichy conviennent à tous les goutteux, que certaines complications viscérales, dont les manifestations cliniques ont été prises à tort pour des métastases n'en contre-indiquent pas l'emploi, nous en sommes bien éloignés. Nous ne sommes pas davantage disposés à mettre en doute qu'une eau qui, entre autres principes minéralisateurs, contient jusqu'à cinq

---

(1) GARROD. Traité de la Goutte, traduit par A. OLLIVIER. Page 529.

grammes de bicarbonate de soude ne puisse, quand l'emploi en est mal réglé, produire des effets défavorables, contraires à ce qu'on en attendait. Mais s'il fallait condamner l'emploi des substances médicamenteuses qui ont causé des déboires quand elles étaient maniées par des mains téméraires ou inexpérimentées, le thérapeutiste ne se verrait-il pas privé de ses ressources les plus précieuses ?

Eaux de Vichy. — L'efficacité des Eaux de Vichy administrées judicieusement et dans des circonstances déterminées contre la goutte s'explique, avons-nous dit, par leur triple action sur la réaction du sang, sur les fonctions secrétoires du foie et sur les actes chimiques de la digestion.

La première de ces actions, qui se traduit par une augmentation de l'alcalinité du sang n'est contestée par personne. Les expériences déjà anciennes de d'Arcet, sont aujourd'hui connues de tous les médecins. Elles nous apprennent que l'ingestion à jeun d'un verre d'eau de Vichy, ce qui équivaut à environ $0^{gr}75$ de bicarbonate de soude, diminue l'acidité de l'urine, et que deux verres de cette eau, correspondant à environ 3 grammes de bicarbonate de soude, suffisent à communiquer à l'urine une réaction alcaline qui persiste pendant plusieurs heures. Ces résultats, il est vrai, ont été contestés en partie par M. Rabuteau, qui soutient qu'à des doses inférieures à 5 grammes le bicarbonate de soude n'abolit pas l'acidité des urines ; parce qu'il est transformé en totalité en chlorure de sodium au contact de l'acide chlorhydrique du contenu de l'estomac. Ce n'est qu'aux doses supérieures à 5 grammes, qu'une partie du bicarbonate de soude incorporé échappe à cette tranformation, passe dans le sang en nature et, s'éliminant par les reins, communique à l'urine une réaction alcaline. Il faut savoir toutefois que M. Rabuteau s'est placé dans des conditions spéciales d'expérimentation ; il administrait le bicarbonate de soude immédiatement avant les repas, et il considérait la réaction générale de l'urine recueillie dans les vingt-quatre heures ; et ce qui nous importe, au point de vue où nous nous plaçons, c'est de savoir non point si le bicarbonate de soude incorporé communique ou non à l'urine une réaction alcaline, mais s'il passe dans le sang pour augmenter le degré d'alcalinité de ce liquide. Or, le sang est toujours alcalin, de même que l'urine est acide dans les circonstances ordinaires. Quand l'acidité de l'urine diminue ou lorsqu'elle fait place à la réaction alcaline, c'est qu'évidemment l'alcalinité du sang a augmenté. Nous avons dit d'ailleurs que cette action essentiellement chimique des Eaux de Vichy n'a pour nous qu'une importance secondaire, car elle ne peut être utilisée que contre les manifestations de la goutte pour empêcher la précipitation des produits de cette maladie, des urates. Si les Eaux de Vichy se montrent efficaces lorsqu'on les emploie pour déraciner la cause de la maladie, la diathèse, c'est grâce à leur action salutaire sur la glande hépatique et sur les actes chimiques de la digestion.

Déjà nous avons cité l'opinion de Garrod qui, reconnaissant que « les fonctions du foie sont souvent troublées dans la goutte ou du moins dans l'état diathésique où elle prend racine », ajoute qu'on comprend par là qu'il se puisse produire un amendement des symtômes goutteux, toutes les fois que l'état des fonctions hépathiques s'améliore ; et il alloue précisément aux Eaux de Vichy la propriété de rétablir les fonctions du foie dans leur type normal. C'est là d'ailleurs une chose unanimement reconnue par les cliniciens les plus autorisés, même par Trousseau, dont l'opinion ne saurait être suspectée de partialité. Voici ce que M. Rendu, dans un remarquable travail consacré à la pathologie du foie (1) dit de l'action bienfaisante des alcalins sur les troubles de cet organe. « Quel que soit le mécanisme intime par lequel les alcalins agissent sur le foie, la réalité de cette influence est un fait traditionnellement démontré. La réputation universelle dont jouissent les eaux minérales de Vichy, de Vals, d'Ems, de Carlsbad, dans le traitement des affections hépatiques en est la preuve et il est de notoriété publique que les engorgements du foie se dissipent sous l'influence de la médication alcaline. Sans doute il faut faire intervenir ici des effets physiologiques complexes ; on doit tenir compte évidemment de la stimulation des fonctions gastriques que réveille l'eau de Vichy, de l'action purgative qu'elle exerce assez communément surtout quand on en ingère de notables quantités ; peut être enfin de son influence sur la diathèse arthritique, qu'elle modifie favorablement. Le fait

(1) Dictionnaire encyclopédique des sciences médicales, art. Foie, IVe série, t. II, p. 716.

est que dans un grand nombre de maladies du foie, l'administration des alcalins à l'intérieur constitue le fond de la médication et qu'elle est presque toujours un utile adjuvant des autres modes de traitement. » Faut-il rappeler, à ce propos, la fréquence des congestions du foie, prémonitoires des attaques de goutte franche, et l'importance qu'ont attribué à ce phénomène des hommes comme M. Charcot, qui y voit un indice d'un trouble fonctionnel de la glande hépatique, intervenant dans la production exagérée de l'acide urique ?

M. Murchisson, dans ses leçons cliniques sur les maladies du foie, indique les alcalins comme le remède le plus efficace dans le traitement des engorgements du foie avec sensibilité et troubles gastriques, et il a soin d'ajouter, qu'en pareilles circonstances « les Eaux minérales, telles que Vichy, seront substituées avec avantage aux préparations alcalines de la pharmacopée (1) ».

M. Luton est encore plus explicite quand il parle des indications des alcalins dans le traitement de la congestion du foie. Il considère l'Eau de Vichy comme tout particulièrement efficace « contre les congestions hépatiques aiguës, *goutteuses* (2) ».

On sait aussi que deux des principes constituants essentiels de la bile, l'acide glycocolique et l'acide taurocolique, existent dans ce liquide à l'état de sels de soude ; que la réaction alcaline de la bile a une importance capitale au point de vue de l'accomplissement régulier des actes chimiques de la digestion intestinale. Grâce à son alcalinité, la bile neutralise le suc gastrique entraîné dans le duodénum avec le contenu de l'estomac. Or, le suc pancréatique, qui contient à lui seul tous les ferments nécessaires à la dissolution des différents principes alimentaires, ne peut agir que dans un milieu alcalin. On peut donc dire que si les phénomènes intimes de la nutrition ne peuvent s'accomplir que dans un milieu alcalin, cela s'applique en particulier aux échanges nutritifs qui se passent dans le foie ; plus peut-être que tout autre organe, cette glande a besoin, pour fonctionner régulièrement, de recevoir un sang chargé d'une proportion convenable de bicarbonate de soude.

Enfin, dernière preuve de l'action physiologique des alcalins et de

(1) Murchisson. Leçons cliniques sur les maladies du foie, p. 139.

(2) Luton. Dictionnaire de médecine et de chirurgie pratique, t. XV, p. 80.

l'Eau de Vichy sur le foie, c'est que ces médicaments entravent la fonction glycogénique du foie, comme il résulte des expériences de Pavy.

Les preuves de l'action eupeptique des Eaux de Vichy sont tout aussi faciles à donner. Depuis les expériences de Cl. Bernard et de Blondlot (1), il est unanimement admis que le bicarbonate de soude et l'Eau de Vichy en particulier activent la sécrétion du suc gastrique. Avant que l'illustre physiologiste eût mis ce fait en lumière, on pouvait, en se laissant guider par les seules données de la chimie, croire au résultat inverse. On devait se dire et on s'est dit que les alcalins parvenus dans l'estomac ne pouvaient que neutraliser l'acidité du suc gastrique. Or, cette neutralisation est l'effet initial, mais il est de très courte durée.

« Lorsque je donnai à mes chiens, écrivait Blondlot, de la viande saupoudrée de bicarbonate de soude, il s'écoulait d'abord quarante ou cinquante grammes de suc neutre alcalin, puis celui qui arrivait ensuite était très acide et s'écoulait avec plus d'abondance que jamais (2). » Ces résultats, constatés il y a plus de quarante ans, ont été reconnus exacts par les récentes expériences de M. Ch. Richet (3), qui démontrent que si le bicarbonate de soude introduit dans l'estomac peut amener la neutralisation du suc gastrique, celui-ci recouvre très rapidement son acidité et ses propriétés. De même encore, dans son traité de thérapeutique qui a eu les honneurs d'une traduction française, Nothnagel fait remarquer que « sous l'influence des carbonates alcalins il se produit toujours une sécrétion plus abondante de suc gastrique, de sorte que la neutralisation de ce suc par le carbonate alcalin n'est jamais entière; il en est toujours une partie qui échappe à cette neutralisation. Et même, la sécrétion de ce suc continuant à augmenter, son acidité finit par devenir plus considérable qu'avant l'administration du carbonate alcalin (4). »

(1) CL. BERNARD. Thèse 1843 et Comptes rendus de l'Académie des Sciences, 1843 et 1845.

(2) BLONDLOT. Traité analytique de la digestion. Nancy, 1843.

(3) CHARLES RICHET. Comptes rendus de l'Académie des Sciences, avril 1877.

(4) NOTHNAGEL. Nouveaux Éléments de Thérapeutique. Traduction française par M. J. Alquier. Paris, 1880.

Les alcalins ne se bornent pas à exercer une action stimulante sur la sécrétion du suc gastrique. D'après les recherches de Heidenhain, ils favorisent la digestion pancréatique, car la dissolution de la fibrine coagulée par la pancréatine est accélérée par l'addition à ce ferment d'une certaine quantité de bicarbonate de soude.

Nous savons maintenant par quel mécanisme les Eaux de Vichy combattent l'acidité exagérée, ou plutôt, l'acidité de mauvais aloi du contenu de l'estomac. Ce n'est pas un simple acte chimique de neutralisation, comme celui qui se passe dans un bocal inerte quand on ajoute une base alcaline à une solution acide ; c'est avec juste raison que Trousseau a dit que « si les Eaux de Vichy et de Vals n'agissaient qu'en vertu des réactions chimiques produites par les principes minéralisateurs alcalins qui entrent dans leur composition, il faudrait, pour être logique, condamner les malades à faire constamment usage de ces eaux, sous peine de voir reparaître les sécrétions acides qu'on a la prétention de neutraliser (1). » Non, mais l'Eau de Vichy, en stimulant la sécrétion du suc gastrique et en favorisant par son action sur la digestion intestinale (bile et pancréatine) la dissolution des substances albuminoïdes et l'émulsion des matières grasses, prévient les fermentations anormales qui donnent naissance à toutes sortes d'acides irritants, à l'acide bytyrique, acétique, valérianique, etc. C'est là non point une action chimique, mais une action physiologique, que les alcalins et l'Eau de Vichy en particulier exercent sans doute par l'intermédiaire de l'appareil nerveux qui préside aux sécrétions des sucs digestifs, comme le croient différents physiologistes.

Nous avions donc raison de qualifier les Eaux de Vichy d'eupeptiques, car ce n'est point en paralysant les effets du trouble digestif, c'est en supprimant la cause, c'est-à-dire en rétablissant la sécrétion du suc gastrique dans ses conditions normales, que ces eaux exercent une influence salutaire sur certaines formes de dyspepsies, en particulier sur celles qu'on rencontre à la *période latente* de la goutte franche. Non pas que les eaux alcalines ne puissent servir à neutraliser les produits acides d'une digestion défectueuse, une fois ces produits formés, comme c'est l'opinion de MM. G. Sée, de Noth-

---

(1) Trousseau. Clinique de l'Hôtel-Dieu, t. III. p. 56.

nagel et d'autres auteurs. Mais c'est là le côté secondaire de leur action thérapeutique. Les témoignages en faveur de cette action, nous les devons à des hommes absolument désintéressés dans la question, et qui font autorité comme cliniciens.

Déjà nous avons cité l'opinion de Garrod qui, tout en prônant le bicarbonate de potasse comme tout particulièrement apte à dissoudre les urates, ajoute qu'il est cependant des cas où le bicarbonate de soude doit être préféré pour combattre la diathèse goutteuse « parce qu'il est mieux supporté par certains estomacs que le bicarbonate de potasse. » Nous avons dit plus haut ce qu'il fallait penser des théories chimiatriques de Garrod. — « Nous constatons comme une chose cliniquement démontrée, écrivait Hirtz dans le travail déjà cité, que dans la dyspepsie acide, dans les vomissements organiques ou nerveux, ou chez les enfants, que dans la gastralgie même, le bicarbonate de soude administré soit en potion, soit sous formes d'Eau de Vichy ou de Carlsbad, a une activité réelle (1). »

Voici maintenant l'opinion d'un homme dont la compétence comme clinicien et comme thérapeutiste n'est pas à discuter et à qui nous devons certainement un des plus remarquables travaux qui aient été écrits sur les affections de l'appareil digestif. « Le bicarbonate de soude (Eau de Vichy) est un des plus puissants moyens d'action des dyspepsies. » Et en parlant des eaux alcalines dans le traitement de ce genre d'affection, le professeur G. Sée ajoute : « Parmi les eaux minérales, celles qui présentent les avantages les plus incontestables, il faut placer les eaux alcalines sodiques, qui paraissent convenir dans la plupart des cas ; les Eaux de Vichy tiennent le premier rang sous ce rapport, surtout par la simplicité de leur composition (2). »

Senator (3) dans son étude didactique de la goutte, considère les Eaux de Vichy comme tout particulièrement indiquées dans les cas « où existe des signes de catarrhe gastrique avec production exagérée d'acides, chez les malades dont les forces sont encore en bon état, qui ne sont sujets qu'à des attaques de goutte franche avec tendance à la formation de graviers. »

(1) HIRTZ. Dictionnaire de médecine pratique. t I. p. 599.
(2) G. SÉE. Des dyspepsies gastro-intestinales, 1881, p. 422.
(3) SENATOR. Ziemssen's Handbuch, t. XIII, p. 130. Leipzig, 1875.

Voilà qui est entendu, l'emploi judicieux des Eaux de Vichy entrave les fermentations anormales dont les produits acides sont non seulement une cause de dyspepsie, mais contribuent, en pénétrant dans le sang, à diminuer l'alcalinité de cette humeur et favorisent ainsi l'éclosion des accidents qui constituent les accès de goutte.

Il nous reste maintenant à préciser les indications et les contre-indications à l'emploi des Eaux de Vichy dans le traitement de la goutte.

Les indications qu'on peut déduire du mode d'action thérapeutique des eaux alcalines, tel que nous l'avons compris, sont tout à fait conformes à ce que nous enseigne l'observation clinique. On en est revenu aujourd'hui de l'opinion de Petit, qui voulait que les Eaux de Vichy fussent administrées alors même qu'une attaque de goutte était imminente ou même déjà éclose. C'est que Petit ne voyait dans les eaux alcalines qu'un moyen de neutraliser l'acide urique, le corps du délit, dans les manifestations goutteuses. Ceux qui attendaient d'une cure alcaline prolongée la résorption des tophus chez les goutteux de vieille date, ne raisonnaient pas autrement. Or, Petit lui-même avait reconnu que la cure thermale est sans influence sur les tophus déjà formés, mais qu'elle prévient la formation de dépôts nouveaux. Nous avions donc raison d'insister sur ce que la cure thermale par les Eaux de Vichy ne s'adresse pas aux manifestations déjà existantes de la goutte et n'agit pas comme un simple dissolvant chimique, mais qu'elle s'attaque à la cause du mal, à la diathèse, en agissant sur les appareils sécrétoires et en particulier sur le foie et sur l'estomac, en enrayant d'une part la sécrétion de l'acide urique, et de l'autre les fermentations acides dont les produits, en s'accumulant dans le sang, favorisent la précipitation des urates.

C'est donc à la période initiale de la goutte articulaire aiguë, lorsque cette affection ne se manifeste encore que sous forme d'attaques franches du côté des jointures, attaques très douloureuses, mais qui ne laissent à leur suite que des traces locales insignifiantes et alors que dans l'intervalle des attaques l'état général du sujet se maintient dans de bonnes conditions, preuve que l'uricémie n'est point aggravée par la coexistence de quelque lésion organique grave, c'est dans ces cas que l'administration judicieuse des Eaux de Vichy est appelée à rendre les plus grands services. A plus forte raison chez les sujets qui présentent les attributs du tempérament sanguin et qui, voués à la goutte par droit d'hérédité, sont déjà en puissance de cette diathèse, mais sans être encore sujets à ses manifestations arthritiques. Nous nous associons donc aux idées exprimées par Garrod qui, après avoir étudié sur place les effets de la médication thermale alcaline, et forcé de reconnaître que dans le traitement de la goutte « les Eaux de Vichy sont certainement un agent médicamenteux très puissant » écrivait, que, à son avis, « elles sont le plus souvent nuisibles dans la forme chronique, principalement lorsque l'organisme est déjà affaibli, et aussi dans les cas où des dépôts d'urate de soude se sont formés hâtivement sur les jointures, ainsi qu'à la surface du corps. » Et plus loin : « Dans la goutte aiguë, les Eaux de Vichy, administrées aussi loin que possible des accès passés et des accès futurs, produisent les meilleurs effets lorsque le sujet est robuste et bien constitué, lorsque la maladie parait dépendre de la production exagérée de l'acide urique plutôt que de l'élimination insuffisante de cet acide, *dans les cas enfin où les fonctions du foie et celles des organes digestifs sont particulièrement affectés.* »

De même MM. Jaccoud et Labadie-Lagrave, dans leur étude de la goutte, déjà maintes fois citée, recommandent plus encore l'administration des alcalins dans le traitement de la diathèse, à la période où la goutte n'existe encore qu'à l'état latent, que contre les manifestations de la goutte confirmée. Après avoir exposé le traitement hygiénique à opposer à la simple disposition goutteuse, ces deux médecins distingués conseillent en outre d'administrer chaque mois, pendant une dizaine de jours, une eau bicarbonatée sodique ou une solution faible de ce sel. Une fois la goutte confirmée, *dans l'intervalle des attaques de goutte aiguë*, « les individus robustes atteints de goutte sthénique retirent les plus grands avantages d'une cure très-courte, mais répétée au besoin, à Vichy, à Carlsbad, à Vals ou à Pougues. » Tandis que, de l'avis des deux auteurs que nous continuons de citer, « dans la goutte chronique, les eaux alcalines trouvent rarement leur indication, à moins que la maladie ne soit récente et primitivement chronique et la constitution satisfaisante. »

Quant à faire servir les eaux alcalines au traitement de l'attaque de goutte, comme le voulait Petit, nous croyons qu'il y a tout inconvénient à cela. Nous avons dit ce que nous pensons de l'abus qu'on a fait des métastases, des erreurs qui ont cours encore aujourd'hui sur ce point ; nous nous expliquerons clairement sur les complications viscérales qui contre-indiquent d'une façon formelle l'emploi des eaux alcalines. Nous croyons qu'en tout état de cause, il est toujours dangereux de faire dévier de sa marche naturelle une fluxion articulaire développée sous l'influence de la goutte et qui transforme momentanément les jointures affectées en émonctoires pour les humeurs saturées d'urate de soude. Quand on n'a pu, par un traitement approprié dirigé contre l'élément causal, prévenir la crise, il faut la laisser éclater sauf à en atténuer les manifestations trop pénibles, par les remèdes que nous avons fait connaître, et sauf à en prévenir le retour.

Notre distingué confrère, M. Durand-Fardel, dont l'expérience est grande sur cette matière, a défendu les mêmes idées. Pour lui également, « l'indication des Eaux de Vichy se rapporte spécialement à la goutte régulière articulaire, à déterminations franches et nettement fluxionnaires. » Mais encore ne doivent-elles être administrées qu'en dehors des manifestations fluxionnaires de la goutte, « soit après leur complète évolution, soit après leur apparition. C'est de cette manière qu'on parvient à ne les adresser qu'à l'affection elle-même, et non point à ses manifestations qu'il faut toujours préserver de toute intervention perturbatrice. »

Donc, nous ne demanderons à la cure thermale par les eaux alcalines que le redressement du trouble fonctionnel qui intéresse certains appareils sécrétoires et qui aboutit à l'uricémie. Et ce but nous le poursuivrons lorsque la diathèse est silencieuse et lorsque nous n'avons pas à craindre d'en entraver les manifestations devenues nécessaires, c'est-à-dire en dehors des attaques ; et nous le poursuivrons à une époque où la diathèse n'est pas encore invétérée dans l'organisme du malade et n'a pas encore fait naître des complications viscérales qui constituent une contre-indication formelle à l'administration des eaux alcalines. Ce sont ces contre-indications que nous allons passer en revue.

Quelles sont donc les complications qui contre-indiquent d'une façon absolue l'emploi des eaux alcalines et en particulier des eaux de Vichy?

Nous nous sommes longuement étendus sur le mécanisme des accidents qu'on a décrits sous le nom de *métastases* et de manifestations de la *goutte larvée*. Nous croyons avoir démontré que ces accidents sont produits non par un déplacement mystérieux du principe goutteux se portant d'un organe ou d'un appareil sur un autre, mais par des lésions organiques préexistantes, complications habituelles de la goutte invétérée. « De ces complications, il en est, disions-nous, deux qui exercent sur l'évolution de la goutte une influence prépondérante: c'est la dégénérescence graisseuse du muscle cardiaque, précédée ou non d'hypertrophie, et l'atrophie granuleuse du rein (néphrite interstitielle goutteuse), à côté desquelles il convient de placer la cirrhore hypertrophique du foie, moins fréquente et plus silencieuse (1). »

Eh bien, ce sont précisément là les lésions dont l'existence, reconnue ou seulement soupçonnée par le médecin perspicace et consciencieux qui ne se contente pas d'être le confident des souffrances endurées par le goutteux, mais qui examine avec soin l'état des principaux appareils, ce sont ces lésions qui constituent autant de contre-indications formelles à l'emploi des eaux alcalines et de tout autre traitement actif dirigé contre la diathèse urique.

Comment reconnaître l'existence de ces lésions? Nous avons énuméré les symptômes des prétendues métastases et les accidents qu'on a considérés comme dépendant de la goutte larvée, et, faisant appel aux données de la clinique et de l'anatomie pathologique et à l'opinion d'hommes d'une compétence indiscutable, nous avons fait voir que ces accidents sont pour la plupart les manifestations révélatrices de ces lésions viscérales qui compliquent toujours la goutte à une période plus ou moins avancée de son évolution.

Donc, en présence d'un goutteux qui est frappé d'une attaque congestive au cerveau, qui est pris d'une syncope, d'un accès d'*an-*

_____

(1) Voir Vichy-médical, n° 16, 1881.

gor pectoris, au lieu de nous contenter de dire que c'est là une *attaque de goutte remontée au cerveau ou au cœur*, nous y verrons l'indice d'une dégénérescence de cet organe ; nous nous abstiendrons de toute médication intempestive capable d'aggraver l'insuffisance fonctionnelle du muscle cardiaque. Nous proscrirons les eaux alcalines non point par crainte de déplacer le principe goutteux des jointures vers le cœur ou le cerveau, mais pour ne pas favoriser la dénutrition du myocarde, absolument comme nous proscrirons la digitale, de peur de forcer le muscle cardiaque et de l'abattre. Mais nous instituerons un régime capable de prévenir les accidents auxquels dispose la lésion cardiaque.

Nous conseillerons au malade le repos physique et moral, l'éloignement de toutes les causes de surexcitation du cœur et en particulier l'abstinence du coït ; nous prescrirons une alimentation qui ne fatigue pas ses organes digestifs ; nous lui défendrons l'abus du thé, du café, du tabac, dont l'action toxique porte principalement sur le cœur. Enfin, en matière de traitement, les cures de lait et le bromure de potassium s'offrent à nous comme des moyens de soulager le cœur en favorisant la circulation périphérique, c'est-à-dire sans agir directement sur la fibre cardiaque.

Nous insisterons encore bien plus sur ces prescriptions, lorsque notre attention une fois attirée du côté du cœur, nous constatons chez le goutteux l'existence d'un certain degré d'hypertrophie cardiaque coïncidant avec l'athéromacie des artères périphériques. Alors, que le sujet soit ou non pléthorique, nous avons à craindre l'apoplexie cérébrale ; seuls un régime ou une hygiène sévère pourront parer à ce danger.

De même, lorsqu'un goutteux se plaint d'être sujet à la migraine, d'avoir de temps à autre des accès d'asthme, ou, ce qui est beaucoup plus rare, s'il venait à être pris de convulsions épileptiformes, au lieu de nous borner à invoquer la goutte larvée et à souhaiter que le principe morbide veuille bien se porter sur une jointure, allons aux urines.

Informons-nous si le malade n'est pas obligé de se lever dans la nuit pour satisfaire un besoin fréquent d'uriner, s'il n'a pas déjà été frappé de l'abondance de la diurèse, si le soir, en se débarrassant de ses chaussures, il n'a pas constaté un peu d'enflure autour des malléoles.

Examinons les urines au point de vue de la quantité des vingt-quatre heures et au point de vue de leur composition. Nous ne manquerons pas d'être mis sur les traces de la néphrite goutteuse, du *goutty kidney* qui se trahit par une polyurie souvent considérable et par une albuminurie en général peu abondante. Et la complication rénale une fois reconnue, c'est encore aux prescriptions hygiéniques et diététiques formulées plus haut que nous en sommes réduits pour prévenir les accidents urémiques ultérieurs, impuissants que nous sommes à enrayer la lésion qui les engendre. Ici encore le lait à hautes doses rendra les meilleurs services.

Il n'est pas jusqu'aux hémorroïdes dont on ait songé à faire une répercussion de la goutte, comme nous l'avons dit précédemment. Or la dilatation variqueuse des veines hémorroïdales n'est en somme que l'indice d'une gêne circulatoire dans le système de la veine-porte. Cette pléthore abdominale qui s'étend au foie aboutira tôt ou tard à développer dans la glande hépatique des lésions permanentes, conséquences de la stase congestive, la cirrhose hypertrophique, par exemple, dont M. Charcot (1) a signalé la fréquence chez les goutteux. Les hémorroïdes qui n'ont aucun lien de parenté avec la goutte, et dont la fréquence chez les goutteux s'explique par des raisons très naturelles que nous avons fait connaître (excès de table, constipation habituelle, etc.), sont donc propres à attirer notre attention sur la troisième variété de complications, sur les lésions hépatiques. Celles-ci, tant qu'elles se réduisent à des lésions congestives, réclament plutôt qu'elles ne la contre-indiquent la cure thermale par les eaux de Vichy. Autre chose est quand le foie est le siège de lésions durables, lorsqu'il est envahi par la dégénérescence graisseuse ou par les altérations de la cirrhose et que la compression des racines de la veine-porte engendre l'ascite en même temps que le trouble des fonctions du foie retentit sur la nutrition et l'état général du goutteux. Alors il faut s'abstenir de recourir aux alcalins. C'est en pareil cas qu'on ne manquerait pas de mettre sur le compte de la cachexie alcaline un ensemble de manifestations qu'on est réduit,

(1) Voir Vichy Médical, n° 8, p. 87, 1881.

en dehors de toute médication alcaline, de désigner sous le nom de cachexie goutteuse. Les lignes qui précèdent feront comprendre d'ailleurs, que cette cachexie n'est pas une conséquence immédiate de la diathèse goutteuse, mais qu'elle est l'expression ultime des troubles variés engendrés par les complications viscérales habituelles de la goutte, dont l'importance a été par trop méconnue jusque dans ces derniers temps.

Nous avons ainsi démontré que les contre-indications à l'emploi des eaux alcalines et en particulier des eaux de Vichy sont dictées non pas par le danger des métastases, des accidents de rétrocession, mais par l'existence des lésions viscérales qui compliquent tôt ou tard la goutte et qui contre-indiquent l'emploi de toute médication active. Si l'on songe que par la marche naturelle des choses, la goutte, lorsqu'elle est abandonnée à elle-même, lorsqu'un traitement général institué en temps utile et dont les mesures diététiques seront la base n'atténue pas dans une certaine mesure ces complications, aboutira à la cachexie qu'engendrent à la longue les lésions cardiaques, rénales, hépatiques, on comprend qu'il n'était pas difficile d'exagérer le danger de la cure thermale de Vichy, en citant des faits où l'emploi intempestif de nos eaux a favorisé ou aggravé les accidents de la période ultime de la goutte. M. Blondeau avait réuni jadis, dans sa thèse inaugurale, des faits de cette nature. C'est avec juste raison que notre distingué confrère, M. Durand-Fardel, a fait remarquer à ce propos qu'il s'agissait là d'une médication contreindiquée ou mal administrée, et que de semblables observations pourraient être produites à propos de toute autre médication. Rappelons en passant, la remarquable étude de M. Labadie-Lagrave sur le traitement général des néphrites, et où l'auteur prouvait, à l'aide de faits irrécusables, que l'existence d'une lésion rénale peut rendre extrêmement dangereuse les médications les plus salutaires, lorsque par suite de l'obstruction du filtre rénal des effets cumulatifs viennent à se produire.

Toute médication active a ses dangers qui ne sauraient en proscrire l'emploi d'une façon absolue. Pour ce qui est de la médication alcaline, on l'a accusée de décomposer le sang et d'entraîner une cachexie rapide, et cette opinion, accréditée par des hommes comme Trousseau, a été acceptée pendant longtemps comme un dogme.

Or, Trousseau lui-même, parlant de l'action des eaux alcalines dans le traitement de la diathèse goutteuse, affirmait qu'elles agissent en régularisant les grandes fonctions qui constituent l'acte capital de la nutrition. » Aujourd'hui on en est revenu de ces exagérations regrettables qui nous faisaient entrevoir la cachexie alcaline comme une conséquence presque inévitable d'une cure thermale prolongée à Vichy. Déjà Garrod reconnaissait que si les malades soumis à l'usage de nos eaux éprouvent, au début, des accidents de peu d'importance, ceux-ci, « lorsqu'on persiste dans la médication disparaissent pour faire place à un sentiment de vigueur inaccoutumée (1). » Selon le professeur G. Sée, « on ne saurait méconnaître l'activité que le sel sodique imprime aux oxydations, au moins un certain temps ; lorsqu'il attaque l'organisme en le brulant, comme on le craignait, loin qu'il amoindrisse les forces en produisant une alcalescence de toutes les humeurs et une cachexie alcaline comme le supposaient Trousseau et d'autres médecins avant lui, le sel de soude est un des plus puissants moyens de reconstituer le sang ; les récentes expériences de Cornillon et de Martin-Damourette sont absolument probantes sous ce rapport. » Et le professeur G. Sée ajoute : « Il était nécessaire de disculper les alcalins et même d'établir la puissance de leur action sur l'économie avant de préciser les effets sur les organes digestifs, car si on veut obtenir un résultat favorable de l'emploi des sels sodiques, il est important de prolonger ou de répéter les cures de Vichy (2). »

D'après Nothnagel, pour que les sels de soude introduits dans l'organisme puissent être dangereux, il faut les administrer à des doses tout-à-fait excessives. Or, le rôle indispensable des alcalins dans les actes de la nutrition est aujourd'hui reconnu par tous les physiologistes.

M. Damaschino, dans son récent *Traité des Maladies des voies digestives,* parlant de l'influence salutaire des alcalins sur les sécrétions gastriques, proteste contre les exagérations qui ont cours aujourd'hui encore sur leur action débilitante. « On a prétendu, dit-il, que loin d'être utiles les alcalins s'opposent à la digestion, et qu'en outre

(1) GARROD. loc. cit. p. 532.

(2) G. Sée. Des Dyspepsies gastro-intestinales, p. 285.

ils affaiblissent encore une constitution déjà épuisée. Ces assertions sont incontestablement fort exagérées et la pratique de chaque jour en donne la preuve (1). » Et il conclut en conseillant de ne jamais employer des doses excessives qui seules sont débilitantes.

Voilà qui est entendu. Les alcalins ne répondent, comme toute médication active, qu'à des indications déterminées et leur emploi demande à être surveillé en raison même de leur puissante activité. Cela nous amène à dire deux mots du mode d'administration des Eaux de Vichy.

Du temps où sous l'influence des théories chimiques régnantes on était préoccupé par la seule idée de neutraliser l'acide urique responsable de toutes les manifestations de la goutte, on croyait bien faire en prescrivant les Eaux de Vichy à très hautes doses dans l'espoir de neutraliser au mieux l'acidité des humeurs. Petit faisait boire aux goutteux jusqu'à quinze verres d'Eau de Vichy dans les vingt-quatre heures ; s'inspirant de cet exemple, certains malades forçaient cette dose et buvaient jusqu'à trente verres d'une eau qui, il ne faut pas l'oublier, ne contient pas moins de 5 grammes de bicarbonate de soude par litre. « L'un deux, raconte Garrod, affirmait même avoir atteint le chiffre à peine croyable de quatre-vingts verres dans les vingt-quatre heures. » Mais ce temps n'est plus. Nos idées sur la pathogénie de la goutte et sur le mode d'action des alcalins ont changé. Aux théories chimiques ont fait place les théories physiologiques. On a vu dans l'homme autre chose qu'un vase à réactif, mais un organisme complexe, dont les divers appareils sont régis par le système nerveux. On en est venu ainsi à des pratiques plus saines en matière de traitement, et pour les Eaux de Vichy en particulier on a compris que l'intensité de l'action thérapeutique n'est pas en raison directe des doses administrées, que pour tirer des effets favorables de leur emploi il faut se maintenir dans les limites des doses physiologiques. Aujourd'hui la pratique de Prunelle, qui consistait à prescrire l'Eau de Vichy à doses modérées, est consacrée par l'exemple des hommes les plus compétents dans les questions de thérapeutique thermale.

L'autre point sur lequel nous désirons attirer l'attention de nos

(1) DAMASCHINO. Traité des voies digestives. Paris, 1880, p. 684.

lecteurs est relatif à l'emploi des bains. On sait que l'Eau de Vichy, lorsqu'elle est recueillie au sortir de la source et qu'on la fait servir à un bain sans avoir été diluée, exerce sur les téguments une irritation légère qui se traduit par de l'hypérémie, par la rubéfaction. Aussi conseille-t-on de proscrire de l'emploi des bains chez les goutteux; non qu'il y ait à craindre, comme le croyait Trousseau. qu'en agissant très énergiquement sur l'ensemble du système nerveux par l'intermédiaire du tégument externe, ils ne déterminent des métastases, mais parce que les bains alcalins en général favorisent la fluxion goutteuse, sans aucun bénéfice pour le malade, comme nous avons pu nous en convaincre. C'est évidemment en grande partie parce qu'on avait méconnu ce fait, qu'on a été amené à attribuer à la cure thermale une tendance à réveiller au début les manifestations de la goutte du côté des jointures.

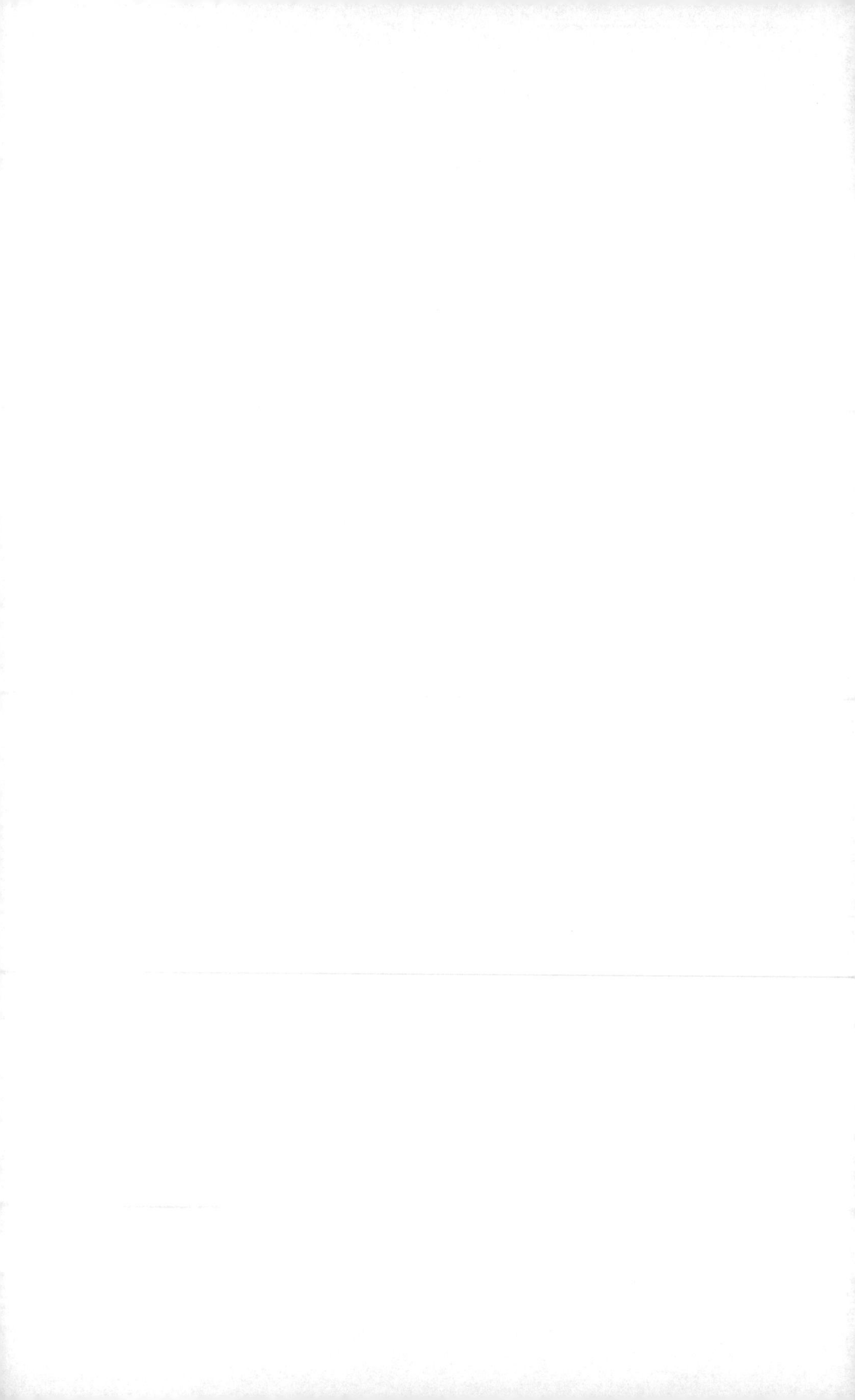

TABLE DES MATIÈRES

OUVRAGES DU MÊME AUTEUR

Du Ramollissement des Os et des moyens d'y remédier. Paris, Adrien Delahaye, 1866; 1 vol. in-12.

Du Diagnostic médical et chirurgical par les moyens physiques. Paris, 1868; 1 vol. in-8° avec 30 gravures intercalées dans le texte (épuisé).

De la Durée du Traitement thermal à Vichy. Vichy, 1870; brochure in-8°.

Du Diagnostic des Maladies traitées par les Eaux thermales de Vichy. Paris, Delahaye, 1872; 1 vol. in-8°, 320 pages. 2ᵉ édition.

Etude sur les Alcalins, de leur action physiologique sur les phénomènes de nutrition et de leur application thérapeutique. Paris, Delahaye, 1878; 1 vol. in-8°, 400 pages.